《脾胃论》校注

〔金〕李 杲 著

程传浩 校注

河南科学技术出版社

·郑州·

图书在版编目（CIP）数据

《脾胃论》校注／（金）李杲著；程传浩校注. —郑州：
河南科学技术出版社，2018.4

ISBN 978-7-5349-9113-4

Ⅰ．①脾… Ⅱ．①李… ②程… Ⅲ．①脾胃学说 ②《脾胃
论》-注释 Ⅳ．①R256.3

中国版本图书馆 CIP 数据核字（2018）第 019104 号

出版发行　河南科学技术出版社
　　　　　地址：郑州市经五路 66 号　　邮编：450002
　　　　　电话：（0371）65788613　　65788629
　　　　　网址：www.hnstp.cn
责任编辑　邓　为
责任校对　王俪燕
封面设计　中文天地
版式设计　薛　莲
责任印制　朱　飞
印　　刷　郑州环发印务有限公司
经　　销　全国新华书店
幅面尺寸　140mm×202mm　　印张：3.5　　字数：75 千字
版　　次　2018 年 4 月第 1 版　　2018 年 4 月第 1 次印刷
定　　价　18.00 元

如发现印、装质量问题，影响阅读，请与出版社联系并调换。

《脾胃论》为金元时期著名医学家李杲所著。李杲（1180—1251），字明之，号东垣老人，曾从著名医学家张元素学医。《脾胃论》成书于李东垣晚年，是东垣的代表著作，强调"人以胃气为本""脾胃内伤，百病由生"。本书旁征博引《内经》《难经》《伤寒杂病论》以及其他医家关于脾胃生理病理和诊断治疗的思想，系统地论述了以脾胃为中心的疾病诊治观念。上卷主要以《内经》为依据，阐发李氏对脾胃生理病理及处方配伍的基本学术观点；中卷主要为脾胃损伤后内伤发热、长夏湿热等证的机制及诊断，以及补中益气汤等方的主治及加减配伍；下卷论脾胃虚损对其他脏腑和人体九窍的影响，并附治疗饮食伤脾的52首方剂。本书对中医学术发展有着极为深远的影响。后人赞曰："东垣先生之方，医门之王道也。"可见对其学术思想的认识和推崇。本书适合中医临床工作者、中医院校学生及中医爱好者学习参考。

本次校注以《医通正脉全书》为底本，以《东垣十书》《四库全书》《济生拔萃》为参校本。《医统正脉全书》采用1957年人民卫生出版社的《脾胃论》影印本，《东垣十书》采用1993年人民卫生出版社出版的《东垣医集》中的《脾胃论》部分，《四库全书》采用1993年中国中医药科技出版社的《四库全书·国医文库》影印本，《济生拔萃》采用1982年中华书局重印1935年商务印书馆的《丛书集成初编》。

本次校注的任务是对原本进行标点、校勘、注释。校勘体例及原则如下：

1. 采用现代标点方法，对原书进行标点。并根据内容层次关系适当分段，力求文意通达，便于阅读。

2. 凡原书中繁体字、异体字、俗字，径改为规范简体字。

3. 凡原书中字形属一般笔画之误，如"日""曰""己""巳""未""末"等混淆者，以及缺笔字，均直接改正，不再出校记。

4. 底本中可以确定的讹字，据校本或他校资料改，并出校记。

5. 底本中可以确定的脱文，据校本或他校资料补，并出校记。

6. 原书所引文献，若有删节，文字有出入，与原书比较不失原意者，不出校记，以保持原貌，同时注释其出处。

7. 原书通假字、古今字一般予以保留，分别以"…通…"和"…同…"出注说明。

8. 对难字、生僻字词加以注释。

9. 原书引用《内经》《伤寒杂病论》等文字中生僻、晦涩字词，不再出注。

10. 同一字词因同义而在文中反复出现者，一般只在首见处出注。

11. 因本书由竖排改横排，原书"右"、"左"表示前后文关系者，径改为"上""下"。

12. 原书目录与正文不尽一致，今两者前后对照而重新整理，不出校记。

由于笔者水平有限，可能存在不少错误与疏漏，请读者在阅读过程中提出宝贵意见。

序

天之邪气，感则害人五脏，八风之中人之高者也；水谷之寒热，感则害人六腑，谓水谷入胃，其精气上注于肺，浊溜于肠胃，饮食不节而病者也；地之湿气，感则害人皮肤筋脉，必从足始者也。《内经》说百病皆由上中下三者，及论形气两虚，即不及天地之邪，乃知脾胃不足，为百病之始，有余不足，世医不能辨之者，盖已久矣。往者，遭壬辰之变①，五六十日之间，为饮食劳倦所伤而殁者，将百万人，皆谓由伤寒而殁，后见明之②辨内外伤及饮食劳倦伤一论，而后知世医之误。学术不明，误人乃如此，可不大哀耶！明之既著论矣，且惧俗蔽不可以猝悟也，故又著《脾胃论》叮咛之。上发二书之微，下祛千载之惑，此书果行，壬辰药祸，当无从而作。仁人之言，其意博哉！

己酉七月望日遗山元好问序

---

①壬辰之变：公元 1232 年，蒙古军队围攻汴京（今河南开封）。
②明之：即李杲，字明之。

目录

卷 上

脾胃虚实传变论

《五脏别论》云："胃、大肠、小肠、三焦、膀胱，此五者，天气之所生也。其气象天，故泻而不藏，此受五脏浊气，名曰传化之府，此不能久留，输泻者也。""所谓五脏者，藏精气而不泻也，故满而不能实；六腑者，传化物而不藏，故实而不能满。所以然者，水谷入口，则胃实而肠虚，食下，则肠实而胃虚，故曰实而不满，满而不实也。"

《阴阳应象大论》云："谷气通于脾。六经为川，肠胃为海，九窍为水注之气。"九窍者，五脏主之。五脏皆得胃气，乃能通利。

《通评虚实论》云："头痛耳鸣，九窍不利，肠胃之所生也。"胃气一虚，耳目口鼻，俱为之病。

《经脉别论》云："食气入胃，散精于肝，淫气于筋。食气入胃，浊气归心，淫精于脉。脉气流经，经气归于肺，肺朝百脉，输精于皮毛。毛脉合精，行气于腑，腑精神明，留于四脏。气归于权衡，权衡以平，气口成寸，以决死生。""饮入于胃，游溢精气，上输于脾。脾气散精，上归于肺，通调水道，下输膀胱。水精四布，五经并行，合于四时五脏阴阳，揆度以为常也。"又云："阴之所和，本在五味；阴之五官，伤在五味。"至于五味，口嗜而欲食之，必自裁制，勿使过焉，过则伤其正也。"谨和五味，骨正筋柔，气血以流，腠理以密，如是则骨气以精，谨道如法，长有天命。"

《平人气象论》云："人以水谷为本，故人绝水谷则死，脉无胃气亦死。所谓无胃气者，非肝不弦，肾不石也。"①

历观诸篇而参考之，则元气之充足，皆由脾胃之气无所伤，而后能滋养元气。若胃气之本弱，饮食自倍，则脾胃之气既伤，而元气亦不能充，而诸病之所由生也。

《内经》之旨，皎如日星，犹恐后人有所未达，故《灵枢经》中复申其说。经云："水谷入口，其味有五，各注其海，津液各走其道。""胃者，水谷之海，其输上在气街，下至三里。""水谷之海有余，则腹满；水谷之海不足，则饥不受谷食。""人之所受气者，谷也；谷之所注者，胃也。胃者，水谷气血之海也。海之所行云气者，天下也。胃之所出气血者，经隧也。经隧者，五脏六腑之大络也。"又云："五谷入于胃也，其糟粕、津液、宗气，分为三隧。故宗气积于胸中，出于喉咙，以贯心肺，而行呼吸焉。荣气者，泌其津液，注之于脉，化而为血，以荣四末，内注五脏六腑，以应刻数焉。卫者，出其悍气之慓疾，而行于四末分肉、皮肤之间，而不休者也。"又云："中焦之所出，亦并胃中，出上焦之后，此所受气者，泌糟粕，蒸津液，化为精微，上注于肺脉，乃化而为血，以奉生身，莫贵于此。"圣人谆复其辞而不惮其烦者，仁天下后世之心亦惓惓②矣。

①语出《素问·平人气象论》，原文为："人以水谷为本，故人绝水谷则死，脉无胃气亦死。所谓无胃气者，但得真藏脉不得胃气也。所谓脉不得胃气者，肝不弦肾不石也。"
②惓惓（quán quán）：恳切诚挚。

故夫饮食失节，寒温不适，脾胃乃伤。此因喜怒忧恐，损耗元气，资助心火。火与元气不两立，火胜则乘其土位，此所以病也。《调经篇》云："病生阴者，得之饮食居处，阴阳喜怒。"① 又云："阴虚则内热，有所劳倦，形气衰少，谷气不盛，上焦不行，下脘不通，胃气热，热气熏胸中，故为内热。"②

脾胃一伤，五乱互作。其始病遍身壮热，头痛目眩，肢体沉重，四肢不收，怠惰嗜卧，为热所伤，元气不能运用，故四肢困怠如此。圣人著之于经，谓人以胃土为本，成文演义，互相发明，不一而止。粗工不解读，妄意使用，本以活人，反以害人。

今举经中言病从脾胃所生，及养生当实元气者，条陈之。

《生气通天论》云："苍天之气，清净则志意治，顺之则阳气固，虽有贼邪，弗能害也，此因时之序。故圣人传精神，服天气，而通神明。失之内闭九窍，外壅肌肉，卫气散解。此谓自伤，气之削也。""阳气者，烦劳则张，精绝，辟积于夏，使人煎厥。目盲耳闭，溃溃乎若坏都。"故苍天之气贵清净，阳气恶烦劳，病从脾胃生者一也。

《五常政大论》云："阴精所奉其人寿，阳精所降其人夭。"阴精所奉，谓脾胃既和，谷气上升，春夏令行，故其人寿。阳精所降，谓脾胃不和，谷气下流，收藏令行，故其人

---

①语出《素问·调经论》，原文为："夫邪之生也，或生于阴，或生于阳。其生于阳者，得之风雨寒暑。其生于阴者，得之饮食居处，阴阳喜怒。"

②语出《素问·调经论》，原文为："帝曰：阴虚生内热奈何？岐伯曰：有所劳倦，形气衰少，谷气不盛，上焦不行，下脘不通，胃气热，热气熏胸中，故内热。"

天，病从脾胃生者二也。

《六节脏象论》云："脾、胃、大肠、小肠、三焦、膀胱者，仓廪之本，荣之居也。名曰器，能化糟粕，转味而入出者也。其华在唇四白，其充在肌，其味甘，其色黄。此至阴之类，通于土气，凡十一脏，皆取决于胆也。"胆者，少阳春生之气，春气升则万化安。故胆气春升，则余脏从之；胆气不升，则飧泄肠澼，不一而起矣。病从脾胃生者三也。

经云："天食人以五气，地食人以五味。五气入鼻，藏于心肺，上使五色修明，音声能彰；五味入口，藏于肠胃，味有所藏，以养五气，气和而生，津液相成，神乃自生。"此谓之气者，"上焦开发，宣五谷味，熏肤充身泽毛，若雾露之溉"。气或乖错，人何以生，病从脾胃生者四也。

岂特四者，至于经论天地之邪气，感则害人五脏六腑，及形气俱虚，乃受外邪，不因虚邪，贼邪不能独伤人，诸病从脾胃而生明矣。圣人旨意，重见叠出，详尽如此，且垂戒云，"法于阴阳，和于术数，食饮有节，起居有常，不妄作劳，故能形与神俱，而尽终其天年，度百岁乃去"。由是言之，饮食起居之际，可不慎哉。

脏气法时升降浮沉补泻图说

　　五行相生，木、火、土、金、水，循环无端，惟脾无正行，于四季之末各旺一十八日，以生四脏。四季者，辰、戌、丑、未是也。人身形以应九野，左足主立春，丑位是也；左手主立夏，辰位是也；右手主立秋，未位是也；右足主立冬，戌位是也。戌湿，其本气平，其兼气温、凉、寒、热，在人以胃应之；己土，其本味咸，其兼味辛、甘、酸、苦，在人以脾应之。脾胃兼化，其病治之，各从其宜，不可定体；肝肺之病，在水火之间，顺逆传变不同，温凉不定，当求责耳。

脾胃胜衰论

胃中元气盛，则能食而不伤，过时而不饥。脾胃俱旺，则能食而肥；脾胃俱虚，则不能食而瘦。或少食而肥，虽肥而四肢不举，盖脾实而邪气盛也。又有善食而瘦者，胃伏火邪于气分，则能食。脾虚则肌肉削，即食㑊①也。叔和云"多食亦肌虚"，此之谓也。

夫饮食不节则胃病，胃病则气短、精神少而生大热，有时而显火②上行，独燎其面，《黄帝针经》③云："面热者，足阳明病。"胃既病，则脾无所禀受，脾为死阴，不主时也，故亦从而病焉。形体劳役则脾病，脾病则怠惰嗜卧，四肢不收，大便泄泻；脾既病，则其胃不能独行津液，故亦从而病焉。

大抵脾胃虚弱，阳气不能生长，是春夏之令不行，五脏之气不生。脾病则下流乘肾，土克水，则骨乏无力，是为骨痿④，令人骨髓空虚，足不能履地，是阴气重叠，此阴盛阳虚之证。大法云，"汗之则愈，下之则死"⑤。若用辛甘之药滋胃，当升当浮，使生长之气旺。言其汗者，非正发汗也，为助阳也。

夫胃病其脉缓，脾病其脉迟，且其人当脐有动气，按之牢

---

①食㑊（yì）：病名。㑊，指懈怠无力。食㑊，善食而体瘦无力的病证。出自《素问·气厥论》："大肠移热于胃，善食而瘦人，谓之食㑊。"
②显火：心火。
③《黄帝针经》：此处即指《灵枢》。
④骨痿：《东垣十书》作"骨蚀"。
⑤出自《伤寒论·伤寒例》。

若痛，若火乘土位，其脉洪缓，更有身热心中不便之证。此阳气衰弱，不能生发，不当于五脏中用药法治之，当从《脏气法时论》中升降浮沉补泻法用药耳。

如脉缓，病怠惰嗜卧，四肢不收，或大便泄泻，此湿胜，从平胃散。若脉弦，气弱自汗，四肢发热，或大便泄泻，或皮毛枯槁，发脱落，从黄芪建中汤。脉虚而血弱，于四物汤中摘一味或二味，以本显证中加之。或真气虚弱，及气短脉弱，从四君子汤。或渴，或小便闭涩，赤黄多少，从五苓散去桂，摘一二味加正药中。

以上五药，当于本证中随所兼见证加减。

假令表虚自汗，春夏加黄芪，秋冬加桂。

如腹中急缩，或脉弦，加防风，急甚加甘草。腹中窄狭或气短亦加之，腹满不转者勿加。虽气不转，而脾胃中气不和者勿去，但加厚朴以破滞气，然亦不可多用，于甘草五分中加一分可也。腹中夯闷①，此非腹胀，乃散而不收，可加芍药收之。

如肺气短促，或不足者，加人参、白芍药。中焦用白芍药，则脾中升阳，使肝胆之邪不敢犯也。腹中窄狭及缩急者，去之，及诸酸涩药亦不可用。

腹中痛者，加甘草、白芍药，"稼穑作甘"，甘者己也；"曲直作酸"，酸者甲也。甲己化土，此仲景妙法也。腹痛兼发热，加黄芩；恶寒或腹中觉寒，加桂。

怠惰嗜卧，有湿，胃虚不能食，或沉困，或泄泻，加苍术；自汗，加白术。

小便不利，加茯苓，渴亦加之。

---

①夯（hāng）闷：腹部有密实感，伴有轻度呼吸不畅之感。

气弱者，加白茯苓、人参；气盛者，加赤茯苓、缩砂仁；气复不能转运，有热者，微加黄连；心烦乱亦加之。

小便少者，加猪苓、泽泻；汗多津液竭于上，勿加之。是津液还入胃中，欲自行也。不渴而小便闭塞不通，加炒黄柏、知母。小便涩者，加炒滑石；小便淋涩者，加泽泻。且五苓散治渴而小便不利，无恶寒者，不得用桂。不渴而小便自利，妄见妄闻，乃瘀血证，用炒黄柏、知母，以除胸中①燥热。窍不利而淋，加泽泻、炒滑石。只治窍不利者，六一散中加木通亦可。心脏热者，用钱氏②方中导赤散。

中满或但腹胀者，加厚朴；气不顺，加橘皮；气滞，加青皮一、橘皮三。

气短小便利者，四君子汤中去茯苓，加黄芪以补之；如腹中气不转者，更加甘草一半。

腹中刺痛，或周身刺痛者，或里急者，腹中不宽快是也，或虚坐而大便不得者，皆血虚也，血虚则里急；或血气虚弱而目睛痛者，皆加当归身。

头痛者，加川芎；苦头痛，加细辛，此少阴头痛也。

发脱落及脐下痛，加熟地黄。

予平昔调理脾胃虚弱，于此五药中加减。如五脏证中互显一二证，各对证加药，无不验，然终不能使人完复。后或有因而再至者，亦由督、任、冲三脉为邪，皆胃气虚弱之所致也。法虽依证加减，执方疗病，不依《素问》法度耳。

是以检讨《素问》《难经》及《黄帝针经》中说脾胃不足之源，乃阳气不足，阴气有余，当从六气不足、升降浮沉

---

① 胸中：《东垣十书》作"肾中"。
② 钱氏：指宋代医学家钱乙，著有《小儿药证直诀》。

法，随证用药治之。盖脾胃不足，不同余脏，无定体故也。其治肝、心、肺、肾，有余不足，或补或泻，惟益脾胃之药为切。

经云："至而不至，是为不及，所胜妄行，所生受病，所不胜乘之也。"① 至而不至者，谓从后来者为虚邪，心与小肠来乘脾胃也。脾胃脉中见浮大而弦，其病或烦躁闷乱，或四肢发热，或口干舌干咽干。盖心主火，小肠主热，火热来乘土位，乃湿热相合，故烦躁闷乱也。四肢者，脾胃也，火乘之，故四肢发热也。饮食不节，劳役所伤，以致脾胃虚弱，乃血所生病，主口中津液不行，故口干咽干也。病人自以为渴，医者治以五苓散，谓止渴燥，而反加渴燥，乃重竭津液，以至危亡。经云："虚则补其母"，当于心与小肠中以补脾胃之根蒂者。甘温之药为之主，以苦寒之药为之使，以酸味为之臣佐，以其"心苦缓，急食酸以收之"，心火旺则肺金受邪，金虚则以酸补之。次以甘温及甘寒之剂，于脾胃中泻心火之亢盛，是治其本也。

"所胜妄行"者，言心火旺能令母实，母者，肝木也，肝木旺则挟火势，无所畏惧而妄行也，故脾胃先受之。或身体沉重，走疰②疼痛，盖湿热相搏，而风热郁而不得伸，附着于有形也。或多怒者，风热下陷于地中也。或目病而生内障者，脾裹血，胃主血，心主脉，脉者，血之腑也，或云心主血，又云肝主血，肝之窍开于目也。或妄见妄闻，起妄心，夜梦亡人，四肢满闭，转筋，皆肝木火盛而为邪也。或生痿，或生痹，或

———

①语出《素问·六节脏象论》，有出入。
②疰（zhù）：多指具有传染性和病程长的慢性病，通常指夏季身倦、体热、食少等症状。走疰，走注流动的疼痛。

生厥，或中风，或生恶疮，或作肾痿①，或为上热下寒，为邪不一，皆风热不得升长，而木火遏于有形中也。

"所生受病者"，言肺受土火木之邪，而清肃之气伤。或胸满少气短气者，肺主诸气，五脏之气皆不足，而阳道不行也。或咳嗽寒热者，湿热乘其内也。所不胜乘之者，水乘木之妄行而反来侮土，故肾入心为汗，入肝为泣，入脾为涎，入肺为痰。为嗽、为涕、为嚏，为水出鼻也。一说，下元土盛克水，致督、任、冲三脉盛，火旺煎熬，令水沸腾，而乘脾肺，故痰涎唾出于口也。下行为阴汗，为外肾冷，为足不任身，为脚下隐痛。或水附木势而上，为眼涩，为眵②，为冷泪③，此皆由肺金之虚而寡于畏也。

夫脾胃不足，皆为血病，是阳气不足，阴气有余，故九窍不通。诸阳气根于阴血中，阴血受火邪则阴盛，阴盛则上乘阳分，而阳道不行，无生发升腾之气也。夫阳气走空窍者也，阴气附形质者也，如阴气附于土，阳气升于天，则各安其分也。今所立方中，有辛甘温药者，非独用也；复有甘苦大寒之剂，亦非独用也。以火、酒二制为之使，引苦甘寒药至顶，而复入于肾肝之下，此所谓升降浮沉之道，自偶而奇，奇而至偶者也（阳分奇，阴分偶）。泻阴火以诸风药，升发阳气以滋肝胆之用，是令阳气生，上出于阴分，末用辛甘温药接其升药，使大发散于阳分，而令走九窍也。

经云："食入于胃，散精于肝，淫气于筋。食入于胃，浊气归心，淫精于脉，脉气流经，经气归于肺，肺朝百脉，输精

---

① 肾痿：证名，即骨痿。《医宗必读·痿》："肾痿者，骨痿也。"多由肾精耗损，骨枯髓虚所致。

② 眵（chī）：俗称眼屎。

③ 冷泪：《济生拔萃》无"冷"字。

于皮毛，毛脉合精，行气于腑。"①且饮食入胃，先行阳道，
而阳气升浮也。浮者，阳气散满皮毛；升者，充塞头顶，则九
窍通利也。若饮食不节，损其胃气，不能克化，散于肝，归于
心，溢于肺，食入则昏冒欲睡，得卧则食在一边，气暂得舒，
是知升发之气不行者此也。

经云："饮入于胃，游溢精气，上输于脾，脾气散精，上
归于肺。"②病人饮入胃，遽觉至脐下，便欲小便，由精气不
输于脾，不归于肺，则心火上攻，使口燥咽干，是阴气大盛，
其理甚易知也。况脾胃病则当脐有动气，按之牢若痛，有是者
乃脾胃虚，无是则非也，亦可作明辨矣。

脾胃不足，是火不能生土，而反抗拒，此"至而不至"，
是为不及也。

白术（君）　人参（臣）　甘草（佐）　芍药（佐③）
黄连（使）　黄芪（臣）　桑白皮（佐）

诸风药皆是风能胜湿也，及诸甘温药亦可。

心火亢盛，乘于脾胃之位，亦"至而不至"，是为不
及也。

黄连（君）　黄柏（臣）　生地黄（臣）　芍药（佐）
石膏（佐）　知母（佐）　黄芩（佐）　甘草（佐）

肝木妄行，胸胁痛，口苦舌干，往来寒热而呕，多怒，四
肢满闭，淋溲便难，转筋，腹中急痛，此"所不胜乘"之也。

羌活（佐）　防风（臣）　升麻（使）　柴胡（君）
独活（佐）　芍药（臣）　甘草（臣）　白术（佐）　茯
苓（佐）　猪苓　泽泻（佐）　肉桂（臣）　藁本　川芎

①语出《素问·经脉别论》，有出入。
②语出《素问·经脉别论》。
③佐：《济生拔萃》"佐"作"使"。

细辛　蔓荆子　白芷　石膏　黄柏（佐）　知母　滑石

　　肺金受邪，由脾胃虚弱，不能生肺，乃"所生受病"也。故咳嗽，气短，气上，皮毛不能御寒，精神少而渴，情惨惨而不乐，皆阳气不足，阴气有余，是体有余而用不足也。

　　人参（君）　白术（佐）　白芍药（佐）　橘皮（臣）　青皮（以破滞气）　黄芪（臣）　桂枝（佐）　桔梗（引用）　桑白皮（佐）　甘草（诸酸之药皆可）　木香（佐）　槟榔　五味子（佐，此三味①除客气）

　　肾水反来侮土，"所胜者妄行"也。作涎及清涕，唾多，溺多，而恶寒者是也。土火复之，及三脉为邪，则足不任身，足下痛，不能践地，骨之无力，喜睡，两丸冷，腹阴阴而痛，妄闻妄见，腰脊背胛皆痛。

　　干姜（君）　白术（臣）　苍术（佐）　附子（佐，炮，少许）　肉桂（佐，去皮，少许）　川乌头（臣）　茯苓（佐）　泽泻（使）　猪苓（佐）

　　夫饮食入胃，阳气上行，津液与气，入于心，贯于肺，充实皮毛，散于百脉。脾禀气于胃，而灌溉四旁，营养气血者也。今饮食损胃，劳倦伤脾，脾胃虚则火邪乘之，而生大热，当先于心分补脾之源。盖土生于火，兼于脾胃中泻火②之亢甚，是先治其标，后治其本也。

　　且湿热相合，阳气日以虚，阳气虚则不能上升，而脾胃之气下流，并于肾肝，是有秋冬而无春夏。春主升，夏主浮，在人则肝心应之，弱则阴气盛，故阳气不得经营。经云：阳本根于阴，惟泻阴中之火，味薄风药，升发以伸阳气，则阴气不

---

①此三味：《东垣十书》作"此二味"。
②底本"泻火"后至"生化之源"675字原脱，据《东垣十书》补。

病，阳气生矣。传云："履端于始，序则不愆"①，正谓此也。《四气调神大论》云："天明则日月不明，邪害空窍，阳气者闭塞，地气者冒明，云雾不精，则上应白露不下。"在人则缘胃虚，以火乘之。脾为劳倦所伤，劳则气耗，而心火炽动，血脉沸腾，则血病，而阳气不治，阴火乃独炎上，而走于空窍，以至燎于周身，反用热药以燥脾胃，则谬之谬也。

胃乃脾之刚，脾乃胃之柔，表里之谓也。饮食不节，则胃先病，脾无所禀而后病；劳倦则脾先病，不能为胃行气而后病。其所生病之先后虽异，所受邪则一也。

胃为十二经之海，十二经皆禀血气，滋养于身，脾受胃之禀，行其气血也。脾胃既虚，十二经之邪，不一而出。

假令不能食而肌肉削，乃本病也。其右关脉缓而弱，本脉也。而本部本证脉中兼见弦脉，或见四肢满闭、淋溲便难、转筋一二证，此肝之脾胃病也。当于本经药中，加风药以泻之。

本部本证脉中兼见洪大，或见肌热、烦热、面赤而不能食、肌肉消一二证，此心之脾胃病也。当于本经药中，加泻心火之药。

本部本证脉中兼见浮涩，或见气短、气上、喘咳、痰盛、皮涩一二证，此肺之脾胃病也。当于本经药中，兼泻肺之体，及补气之药。

本部本证脉中兼见沉细，或见善恐欠之证，此肾之脾胃病也，当于本经药中，加泻肾水之浮，及泻阴火伏炽之药。

①履端于始，序则不愆（qiān）：语出《左传·文公》。年历的推算以冬至作为开始，四季的次序就不会错乱。

经云：病有逆从，治有反正①。除四反治法②，不须论之。其下云：惟有阳明、厥阴，不从标本，从乎中也。其注者，以"阳明在上，中见太阴，厥阴在上，中见少阳"为说，予独谓不然。此中，非中外之中也，亦非上中之中也，乃不定之辞。盖欲人临病消息，酌中用药耳。以手足阳明、厥阴者，中气也，在卯酉之分，天地之门户也。春分、秋分，以分阴阳也，中有水火之异者也。况手厥阴为十二经之领袖，主生化之源，足阳明为十二经之海，主经营之气，诸经皆禀之。言阳明、厥阴与何经相并而为病，酌中以用药，如权之在衡，在两则有在两之中，在斤则有在斤之中也。所以言此者，发明脾胃之病，不可一例而推之，不可一途而取之，欲人知百病皆由脾胃衰而生也，毫厘之失，则灾害立生。

假如时在长夏，于长夏之令中立方，谓正当主气衰而客气旺之时也，后之处方者，当从此法加时令药，名曰补脾胃泻阴火升阳汤。

补脾胃泻阴火升阳汤

柴胡（一两五钱）　甘草（炙）　黄芪（臣）　苍术（泔浸，去黑皮，切作片子，日曝干，锉碎炒）　羌活（以上各一两）　升麻（八钱）　人参（臣）　黄芩（以上各七钱）　黄连（去须，酒制，五钱炒，为臣为佐）　石膏（少许，长夏微用，过时去之，从权）

---

①引自《素问·至真要大论》。
②四反治法：见李东垣《医学发明·病有逆从治有反正论》，指手少阳三焦经治法为通因通用，手少阴心经寒因热用，足太阳膀胱经热因寒用，手太阴肺经塞因塞用。

上件吹咀，每服①三钱，水二盏，煎至一盏，去渣，大温服。早饭后、午饭前，间日服。服药之时，宜减食，宜美食。服药讫，忌语话一二时辰许，及酒、湿面、大料物之类，恐大湿热之物，复助火邪而愈损元气也。亦忌冷水及寒凉淡渗之物及诸果，恐阳气不能生旺也。宜温食及薄滋味，以助阳气。

大抵此法此药，欲令阳气升浮耳，若渗泄淡味，皆为滋阴之味，为大禁也。虽然，亦有从权而用者。如见肾火旺及督、任、冲三脉盛，则用黄柏、知母，酒洗讫，火炒制加之，若分两则临病斟酌，不可久服，恐助阴气而为害也。小便亦或涩，当利之，大便涩，当行之，此亦从权也，得利，则勿再服。此虽立食禁法，若可食之物，一切禁之，则胃气失所养也，亦当从权而食之，以滋胃也。

肺之脾胃虚论

脾胃之虚，怠惰嗜卧，四肢不收，时值秋燥令行，湿热少退，体重节痛，口苦舌干②，食无味，大便不调，小便频数，不嗜食，食不消。兼见肺病，洒淅恶寒，惨惨不乐，面色恶而不和，乃阳气不伸故也。当升阳益胃，名之曰升阳益胃汤。

升阳益胃汤

黄芪（二两）　半夏（汤洗，此一味脉涩者宜用）　人

---

①服：底本作"且"，据文义改。
②口苦舌干：《济生拔萃》作"口干舌干"。

参（去芦）　甘草（炙，以上各一两）　防风（以其秋旺，故以辛温泻之）　白芍药　羌活　独活（以上各五钱）　橘皮（连瓤，四钱）　茯苓（小便利、不渴者勿用）　泽泻（不淋勿用）　柴胡　白术（以上各三钱）　黄连（二钱）

何故秋旺用人参、白术、芍药之类反补肺？为脾胃虚则肺最受病，故因时而补，易为力也。

上㕮咀。每服三钱，生姜五片，枣二枚，去核，水一盏，同煎至二盏，去渣，温服，早饭、午饭之间服之。禁忌如前。其药渐加至五钱止。服药后，如小便罢而病加增剧，是不宜利小便，当少去茯苓、泽泻。若喜食，初一二日不可饱食，恐胃再伤，以药力尚少，胃气不得转运升发也。须薄滋味之食，或美食，助其药力，益升浮之气，而滋其胃气也。慎不可淡食，以损药力，而助邪气之降沉也。可以小役形体，使胃与药得转运升发，慎勿大劳役使复伤，若脾胃得安静尤佳。若胃气少觉强壮，少食果，以助谷药之力。经云"五谷为养，五果为助"① 者也。

君臣佐使法

《至真要大论》云："有毒无毒，所治为主。"主病者为君，佐君者为臣，应臣者为使。一法，力大者为君。

凡药之所用，皆以气味为主，补泻在味，随时换气。气薄者，为阳中之阴，气厚者，为阳中之阳；味薄者，为阴中之阳，味厚者，为阴中之阴。辛、甘、淡中热者，为阳中之阳，

①语出《素问·脏气法时论》。

辛、甘、淡中寒者，为阳中之阴；酸、苦、咸之寒者，为阴中之阴，酸、苦、咸之热者，为阴中之阳。夫辛、甘、淡、酸、苦、咸，乃味之阴阳，又为地之阴阳也；温、凉、寒、热，乃气之阴阳，又为天之阴阳也。气味生成，而阴阳造化之机存焉。一物之内，气味兼有，一药之中，理性具焉，主对治疗，由是而出。

假令治表实，麻黄、葛根；表虚，桂枝、黄芪。里实，枳实、大黄；里虚，人参、芍药。热者，黄芩、黄连；寒者，干姜、附子之类为君。

君药分两最多，臣药次之，使药又次之，不可令臣过于君，君臣有序，相与宣摄，则可以御邪除病矣。如《伤寒论》云："阳脉涩，阴脉弦，法当腹中急痛。"以芍药之酸，于土中泻木为君。饴糖、炙甘草甘温补脾养胃为臣。水挟木势亦来侮土，故脉弦而腹痛，肉桂大辛热，佐芍药以退寒水。姜、枣甘辛温，发散阳气，行于经脉皮毛为使。建中之名，于此见焉。

有缓、急、收、散、升、降、浮、沉、涩、滑之类非一，从权立法于后。

如皮毛肌肉之不伸，无大热，不能食而渴者，加葛根五钱；燥热及胃气上冲，为冲脉所逆，或作逆气而里急者，加炒黄柏、知母；觉胸中热而不渴，加炒黄芩；如胸中结滞气涩，或有热病者，亦各加之。

如食少而小便少者，津液不足也，勿利之，益气补胃自行矣。

如气弱气短者，加人参，只升阳之剂助阳，尤胜加人参；恶热发热而燥渴，脉洪大，白虎汤主之；或喘者，加人参；如渴不止，寒水石、石膏各等分，少少与之，即钱氏①方中甘露散②，主身大热而小便数，或上饮下溲，此燥热也；气燥，加白葵花；血燥，加赤葵花。

如脉弦，只加风药，不可用五苓散；如小便行病增者，此内燥津液不能停，当致津液，加炒黄柏、赤葵花。

如心下痞闷者，加黄连一、黄芩三，减诸甘药；不能食，心下软而痞者，甘草泻心汤则愈（痞有九种，治有仲景汤五方泻心汤）。如喘满者，加炙厚朴。如胃虚弱而痞者，加甘草。如喘而小便不利者，加苦葶苈（小便不利者加之，小便利为禁药也）。如气短气弱而腹微满者，不去人参，去甘草，加厚朴，然不若苦味泄之，而不令大便行。如腹微满而气不转加之。中满者，去甘草，倍黄连，加黄柏，更加三味，五苓散少许。

此病虽宜升宜汗，如汗多亡阳，加黄芪。四肢烦热肌热，与羌活、柴胡、升麻、葛根、甘草。如鼻流清涕恶风，或项、背、脊背强痛，羌活、防风、甘草等分，黄芪加倍，临卧服之。如有大热，脉洪大，加苦寒剂而热不退者，加石膏。如脾胃中热，加炒黄连、甘草。

凡治此病脉数者，当用黄柏，或少加黄连，以柴胡、苍术、黄芪、甘草，更加升麻，得汗出则脉必下，乃火郁则发之也。如证退而脉数不退，不洪大而疾有力者，多减苦药，加石膏。如大便软或泄者，加桔梗，食后服之。此药若误用，则其害非细，用者当斟酌，旋旋加之。如食少者，不可用石膏。石

①钱氏：指宋代名医钱乙，著有《小儿药证直诀》。
②甘露散：见钱乙著《小儿药证直诀》卷下"玉露丸"（又名甘露散），治伤热吐泻、黄瘦，组成为寒水石、石膏、甘草。

膏善能去脉数疾，病退脉数不退者，不可治也。如不大渴，亦不可用。如脉弦而数者，此阴气也，风药升阳以发火郁，则脉数峻退矣。

以上五法，加减未尽，特以明大概耳。

分经随病制方

《脉经》云：风寒汗出，肩背痛，中风，小便数而欠者①。风热乘其肺，使肺气郁甚也，当泻风热，以通气防风汤主之。

通气防风汤

柴胡　升麻　黄芪（以上各一钱）　羌活　防风　橘皮
人参　甘草（以上各五分）　藁本（三分）　青皮　白豆蔻
仁　黄柏（以上各二分）

上㕮咀，都作一服。水二大盏，煎至一盏，去渣，温服，食后。

气盛者，宜服；面白脱色，气短者，勿服。

如小便遗失者，肺气虚也，宜安卧养气，禁劳役，以黄芪、人参之类补之；不愈，当责有热，加黄柏、生地黄。

如肩背痛，不可回顾，此手太阳气郁而不行，以风药散之。

如脊痛项强，腰似折，项似拔，上冲头痛者，乃足太阳经之不行也，以羌活胜湿汤主之。

---

①语出《脉经》卷六"肺手太阴经病证第七"，有出入。

羌活胜湿汤

羌活　独活（以上各一钱）　甘草（炙）　藁本　防风（以上各五分）　蔓荆子（三分）　川芎（二分）

上件㕮咀。都作一服，水二盏，煎至一盏，去渣，温服，食后。

如身重，腰沉沉然，乃经中有湿热也，更加黄柏一钱，附子半钱，苍术二钱。

如腿脚沉重无力者，加酒洗汉防己半钱，轻则附子，重则川乌头少许，以为引用而行血也。

如卧而多惊，小便淋溲者，邪在少阳、厥阴，亦用太阳经药更加柴胡半钱，如淋加泽泻半钱，此下焦风寒二经合病也。经云：肾肝之病同一治，为俱在下焦，非风药行经不可也。

如大便后有白脓或只便白脓者，因劳役气虚，伤大肠也。以黄芪人参汤补之；如里急频见者，血虚也，更加当归。

如肺胀膨膨而喘咳，胸高气满，壅盛而上奔者，多加五味子，人参次之，麦门冬又次之，黄连少许。

如甚则交两手而瞀①者，真气大虚也，若气短，加黄芪、五味子、人参；气盛，加五味子、人参、黄芩、荆芥穗。冬月，去荆芥穗，加草豆蔻仁。

如嗌痛颔肿，脉洪大，面赤者，如耳鸣目黄，颊颔肿，颈、肩、臑、肘、臂外后廉痛，面赤，脉洪大者，以羌活、防风、甘草、藁本，通其经血，加黄芩、黄连消其肿，以人参、黄芪益其元气而泻其火邪。如脉紧者，寒也，或面白善嚏，或

————————

① 瞀（mào）：目眩，眼花。

面色恶，皆寒也，亦加羌活等四味，当泻足太阳，不用连、芩，少加附子以通其脉；面色恶，多悲恐者，更加桂、附。

如便白脓，少有滑，频见汗衣者，气脱，加附子皮，甚则加米壳；如气涩者，只以甘药补气。当安卧不语，以养其气。

用药宜禁论

凡治病服药，必知时禁、经禁、病禁、药禁。夫时禁者，必本四时升降之理，汗、下、吐、利之宜。大法"春宜吐"，象万物之发生，耕耨科斫①，使阳气之郁者易达也。"夏宜汗"，象万物之浮而有余也。"秋宜下"，象万物之收成，推陈致新，而使阳气易收也。"冬周密"，象万物之闭藏，使阳气不动也。经云："夫四时阴阳者，与万物浮沉于生长之门，逆其根，伐其本，坏其真矣。②"又云："用温远温，用热远热，用凉远凉，用寒远寒③，无翼④其胜也。"故冬不用白虎，夏不用青龙，春夏不服桂枝，秋冬不服麻黄，不失气宜。如春夏而下，秋冬而汗，是失天信，伐天和也。有病则从权，过则更之。

经禁者，足太阳膀胱经为诸阳之首，行于背，表之表，风寒所伤则宜汗，传入本则宜利小便；若下之太早，必变证百出，此一禁也。足阳明胃经，行身之前，主腹满胀，大便难，宜下之，盖阳明化燥火，津液不能停，禁发汗、利小便，为重

---

① 耕耨（nòu）科斫（zhuó）：耕地除草，修剪枝蔓。耨，古代锄草的农具，引申为锄草。科，修剪枝蔓。斫，大锄，引申为用刀、斧等砍。
② 语出《素问·四气调神大论》，有出入。
③ 语出《素问·六元正纪大论》。
④ 翼：辅助，增加。

损津液，此二禁也。足少阳胆经，行身之侧，在太阳、阳明之间，病则往来寒热，口苦胸胁痛，只宜和解；且胆者，无出无入，又主发生之气，下则犯太阳，汗则犯阳明，利小便则使生发之气反陷入阴中，此三禁也。三阴非胃实不当下，为三阴无传，本须胃实得下也。分经用药，有所据焉。

病禁者，如阳气不足，阴气有余之病，则凡饮食及药，忌助阴泻阳。诸淡食及淡味之药，泻升发以助收敛也；诸苦药皆沉，泻阳气之散浮；诸姜、附、官桂辛热之药，及湿面、酒、大料物之类，助火而泻元气；生冷、硬物损阳气，皆所当禁也。如阴火欲衰而退，以三焦元气未盛，必口淡淡，如咸物亦所当禁。

药禁者，如胃气不行，内亡津液而干涸，求汤饮以自救，非渴也，乃口干也，非温胜也，乃血病也。当以辛酸益之，而淡渗五苓之类，则所当禁也。汗多禁利小便，小便多禁发汗。咽痛禁发汗利小便，若大便快利，不得更利。大便秘涩，以当归、桃仁、麻子仁、郁李仁、皂角仁，和血润肠，如燥药则所当禁者。吐多不得复吐；如吐而大便虚软者，此土气①壅滞，以姜、橘之属宣之；吐而大便不通，则利大便，上药则所当禁也。诸病恶疮，及小儿癍后，大便实者，亦当下之，而姜、橘之类，则所当禁也。又如脉弦而服平胃散，脉缓而服黄芪建中汤，乃实实虚虚，皆所当禁也。

人禀天之湿化而生胃也，胃之与湿，其名虽二，其实一也。湿能滋养于胃，胃湿有余，亦当泻湿之太过也。胃之不足，惟湿物能滋养。仲景云：胃胜思汤饼，而胃虚食汤饼者，往往增剧。湿能助火，火旺郁而不通主大热。初病火旺不可

①土气：底本作"上气"，据《东垣十书》改。

食，以助火也。察其时，辨其经，审其病，而后用药，四者不失其宜，则善矣。

仲景、《内经》所说脾胃①

著议处方已详矣，然恐或者不知其源，而无所考据，复以《黄帝内经》、仲景所说脾胃者列于下。

《太阴阳明论》云：太阴阳明为表里，脾胃脉也，生病而异者何也？岐伯曰：阴阳异位，更虚更实，更逆更从，或从内，或从外，所从不同，故病异名也。帝曰：愿闻其异状也？岐伯曰：阳者，天气也，主外；阴者，地气也，主内。故阳道实，阴道虚。故犯贼风虚邪者，阳受之，食饮不节，起居不时者，阴受之。阳受之则入六腑，阴受之则入五脏。入六腑，则身热不得卧，上为喘呼；入五脏，则腹满闭塞，下为飧泄，久为肠澼。故喉主天气，咽主地气。故阳受风气，阴受湿气。阴气从足上行至头，而下行循臂至指端；阳气从手上行至头，而下行至足。故曰：阳病者，上行极而下；阴病者，下行极而上。故伤于风者，上先受之；伤于湿者，下先受之。

帝曰：脾病而四肢不用，何也？岐伯曰：四肢皆禀气于胃，而不得至经，必因于脾，乃得禀也。今脾病不能为胃行其津液，四肢不得禀水谷气，气日以衰，脉道不利，筋骨肌肉，皆无气以生，故不用焉。

帝曰：脾不主时何也？岐伯曰：脾者，土也，治中央，常

---

①底本此处无标题，目录作"仲景引内经所说脾胃"，据内容当为"仲景、《内经》所说脾胃"。

以四时长四脏，各十八日寄治，不得独主于时也。脾脏者，常着胃土之精也。土者，生万物而法天地，故上下至头足，不得主时也。

《阴阳应象论》曰：人有五脏，化五气，以生喜怒悲忧恐。故喜怒伤气，寒暑伤形，暴怒伤阴，暴喜伤阳。厥气上行，满脉去形。喜怒不节，寒暑过度，生乃不固。

《玉机真脏论》曰：脾太过，则令人四肢不举，其不及，则令人九窍不通，名曰重强。又《通评虚实论》曰：头痛耳鸣，九窍不利，肠胃之所生也。《调经论》曰：形有余，则腹胀，经溲不利，不足，则四肢不用。

又《气交变论》曰：岁土太过，雨湿流行，肾水受邪，民病腹痛，清厥，意不乐，体重烦冤；甚则肌肉痿，足痿不收，行善瘛，脚下痛，饮发，中满食减，四肢不举。又云：岁土不及，风乃大行。霍乱，体重腹痛，筋骨繇复，肌肉𥆧酸，善怒。又云：咸病寒中，复则收政严峻，胸胁暴痛，下引少腹，善太息，虫食甘黄，气客于脾，民食少失味。又云：土不及，四维有埃云，润泽之化不行，则春有鸣条鼓拆之政；四维发振拉飘腾之变，则秋有肃杀霖淫之复。其眚四维，其脏脾，其病内舍心腹，外在肌肉四肢。

《五常政大论》：土平曰备化，不及曰卑监。又云：其动疡涌分溃痈肿，其发濡滞，其病留满痞塞，从木化也。其病飧泄。又云：土太过曰敦阜，其味甘咸酸，其象长夏，其经足太阴阳明。又曰：其病腹满，四肢不举，邪伤脾也。

《经脉别论》云：太阴藏搏者，用心省真，五脉气少，胃气不平，三阴也，宜治其下俞，补阳泻阴。

《脏气法时论》云：脾主长夏，足太阴阳明主治，其日戊己。脾苦湿，急食苦以燥之。又云：病在脾，愈在秋，秋不愈，甚于春，春不死，持于夏，起于长夏。禁温食饱食，湿地濡衣。脾病者，愈在庚辛，庚辛不愈，加于甲乙，甲乙不死，持于丙丁，起于戊己。脾病者，日昳慧，日出甚，下晡静。脾欲缓，急食甘以缓之，用苦泻之，甘补之。又云：脾病者，身重，善饥，足痿，足不能行，行善瘈，脚下痛。虚则腹满肠鸣，飧泄食不化血者。

《经脉别论》：食气入胃，散精于肝，淫气于筋。食气入胃，浊气归心，淫精于脉。脉气流经，经气归于肺，肺朝百脉，输精于皮毛，毛脉合精，行气于府，府精神明，留于四脏，气归于权衡。权衡以平，气口成寸，以决死生。饮入于胃，游溢精气，上输于脾，脾气散精，上归于肺，通调水道，下输膀胱。水精四布，五经并行，合于四时五脏阴阳，揆度以为常也。

《五常政大论》：有太过不及，太过者，薄所不胜，乘所胜也。不及者，至而不至，是为不及，所胜妄行，所生受病，所不胜者乘之也。

仲景云：人受气于水谷以养神，水谷尽而神去，故云安谷则昌，绝谷则亡。水去则营散，谷消则卫亡，营散卫亡，神无所根据。又云：水入于经，其血乃成，谷入于胃，脉道乃行。故血不可不养，卫不可不温，血温卫和，营卫乃行，得尽天年。

卷 中

气运衰旺图说

天地互为体用四说，察病神机。

湿、胃、化；热、小肠、长；风、胆、生。皆陷下不足，先补则：黄芪、人参、甘草、当归身、柴胡、升麻，乃辛甘发散，以助春夏生长之用也。

土、脾、形；火、心、神；木、肝、血。皆大盛，上乘生长之气，后泻则：甘草梢子之甘寒，泻火形于肺，逆于胸中，伤气者也；黄芩之苦寒，以泄胸中之热，喘气上奔者也；红花以破恶血，已用黄芩大补肾水，益肺之气，泻血中火燥者也。

寒，膀胱，藏气；燥，大肠，收气。皆大旺，后泻则：黄芪之甘温，止自汗，实表虚，使不受寒邪；当归之辛温，能润燥，更加桃仁以通幽门闭塞，利其阴路，除大便之难燥者也。

水、肾、精；金、肺、气。皆虚衰不足，先补则：黄柏之苦寒，降湿热为痿，乘于肾，救足膝无力，亦除阴汗、阴痿，而益精；其草梢子、黄芩补肺气，泄阴火之下行，肺苦气上逆，急食苦以泄之也。

此初受热中，常治之法也，非权也。权者，临病制宜之谓也。常道，病则反常矣。

春夏，乃天之用也，是地之体也。秋冬，乃天之体也，是地之用也。此天地之常道，既病反常也。

春夏，天之用，人亦应之。食罢，四肢矫健，精气神皆出，九窍通利是也。口鼻气息，自不闻其音，语声清响如钟。

春夏，地之体，人亦应之。食罢，皮肉、筋骨、血脉皆滑利，屈伸柔和而骨刚力盛，用力不乏。

饮食劳倦所伤始为热中论

古之至人，穷于阴阳之化，究乎生死之际，所著内、外经，悉言人以胃气为本。盖人受水谷之气以生，所谓清气、营气、运气、卫气、春升之气，皆胃气之别称也。夫胃为水谷之海，饮食入胃，游溢精气，上输于脾；脾气散精，上归于肺；通调水道，下输膀胱；水精四布，五经并行，合于四时五脏阴阳，揆度以为常也①。

若饮食失节，寒温不适，则脾胃乃伤。喜、怒、忧、恐，损耗元气。既脾胃气衰，元气不足，而心火独盛。心火者，阴火也。起于下焦，其系系于心。心不主令，相火代之。相火，下焦胞络之火，元气之贼也。火与元气不两立，一胜则一负。脾胃气虚，则下流于肾，阴火得以乘其土位。故脾证始得，则气高而喘，身热而烦，其脉洪大而头痛，或渴不止，其皮肤不任风寒，而生寒热。盖阴火上冲，则气高喘而烦热，为头痛，为渴，而脉洪。脾胃之气下流，使谷气不得升浮，是春生之令不行，则无阳以护其营卫，则不任风寒，乃生寒热，此皆脾胃之气不足所致也。

然而与外感风寒所得之证，颇同而实异。内伤脾胃，乃伤

①语出《素问·经脉别论篇》。

其气，外感风寒，乃伤其形。伤其外为有余，有余者泻之；伤其内为不足，不足者补之。内伤不足之病，苟误认作外感有余之病，而反泻之，则虚其虚也。实实虚虚，如此死者，医杀之耳！然则奈何？惟当以辛甘温之剂，补其中而升其阳，甘寒以泻其火则愈矣。经曰：劳者温之，损者温之①，又云：温能除大热。大忌苦寒之药，损其脾胃。脾胃之证，始得则热中，今立治始得之证。

补中益气汤

　　黄芪（病甚，劳役热者一钱）　甘草（以上各五分，炙）人参（去芦②，三分，有嗽去之）　以上三味，除湿热烦热之圣药也。

　　当归身（二分③，酒焙干，或日干，以和血脉）　橘皮（不去白，二分或三分，以导气，又能益元气，得诸甘药乃可，若独用泻脾胃）　升麻（二分或三分，引胃气上腾而复其本位，便是行春升之令）　柴胡（二分或三分，引清气，行少阳之气上升）　白术（三分，降胃中热，利腰脐间血）

　　上件药㕮咀。都作一服。水二盏，煎至一盏，量气弱气盛，临病斟酌水盏大小，去渣，食远，稍热服。如伤之重者，不过二服而愈；若病日久者，以权立加减法治之。

　　如恶寒冷痛者，加去皮中桂（一分或三分桂心是也）。

　　如恶热喜寒而腹痛者，于已加白芍药二味中更加生黄芩

---

①语出《素问·至真要大论》，"损者温之"，原文作"损者宜之"。
②芦：《东垣十书》作"节"。
③二分：《东垣十书》作"三分"。

（三分或二分）；如夏月腹痛，而不恶热者亦然，治时热也；如天凉时恶热而痛，于已加白芍药、甘草、黄芩中，更少加桂；如天寒时腹痛，去芍药，味酸而寒故也，加益智（三分或二分），或加半夏（五分）、生姜（三片）。

如头痛，加蔓荆子（二分或三分）；如痛甚者，加川芎（二分）；如顶痛脑痛，加藁本（三分或五分）；如苦痛者，加细辛（二分，华阴①者）。诸头痛者，并用此四味足矣。如头上有热，则此不能治，别以清空膏②主之。

如脐下痛者，加真熟地黄五分，其痛立止；如不已者，乃大寒也，更加肉桂（去皮，二分或三分）。《内经》所说少腹痛，皆寒证，从复法相报③中来也。经云：大胜必大复，从热病中变而作也，非伤寒厥阴之证也（仲景以抵当汤并丸主之，乃血结下焦膀胱也）。

如胸中气壅滞，加青皮（二分）；如气促，少气者，去之。

如身有疼痛者，湿，若身重者，亦湿，加去桂五苓散一钱。如风湿相搏，一身尽痛，加羌活、防风、藁本根（以上各五分），升麻、苍术（以上各一钱），勿用五苓。所以然者，为风药已能胜湿，故别作一服与之。如病去，勿再服，以诸风之药，损人元气，而益其病故也。

如大便秘涩，加当归梢（一钱）；闭涩不行者，煎成正

①华阴：地名，今陕西西安华阴市，此处指细辛产地。《名医别录》云细辛："生华阴山谷，二月八月采根，阴干。"
②清空膏：见于李东垣《兰室秘藏》，组成为蔓荆子、黄连、羌活、防风、甘草、黄芩。
③复法相报：运气学说中五运、六气中某一气，运过盛（胜）而导致其他的气报复（复）。

药，先用一口，调玄明粉（五分或一钱），得行则止，此病不宜下，下之恐变凶证也。

如久病痰嗽者，去人参；初病者，勿去之。冬月或春寒，或秋凉时，各宜加去根节麻黄（五分）；如春令大温，只加佛耳草（三分），款冬花（一分）。如夏月病嗽，加五味子（三十二枚），麦门冬（去心二分或三分）；如舌上白滑苔者，是胸中有寒，勿用之。如夏月不嗽，亦加人参（三分或二分），并五味子、麦门冬各等分，救肺受火邪也。

如病人能食而心下痞，加黄连（一分或三分）；如不能食，心下痞，勿加黄连；如胁下痛，或胁下急缩，俱加柴胡（三分，甚则五分）。

上一方加减，是饮食劳倦，喜怒不节，始病热中，则可用之。若末传为寒中，则不可用也，盖甘酸适足益其病尔，如黄芪、人参、甘草、芍药、五味子之类也。

今详《内经》《针经》热中、寒中之证列于下。

《调经论》云：血并于阳，气并于阴，乃为炅中。血并于上，气并于下，心烦惋善怒。又云：其生于阴者，得之饮食居处，阴阳喜怒。又云：有所劳倦，形气衰少，谷气不盛，上焦不行，下脘不通，胃气热，热气熏胸中，故曰内热。阴盛生内寒，厥气上逆，寒气积于胸中而不泻；不泻则温气去，寒独留；寒独留则血凝泣；血凝泣则脉不通，其脉盛大以涩，故曰寒中。

先病热中证者，冲脉之火附二阴之里，传之督脉。督脉者，第二十一椎下长强穴是也，与足太阳膀胱寒气为附经。督脉其盛也，如巨川之水，疾如奔马，其势不可遏。太阳寒气，细细如线，逆太阳寒气上行，冲顶入额，下鼻尖，入手太阳于胸中。手太阳者，丙，热气也；足膀胱者，壬，寒气也。壬能克丙，寒热逆于胸中，故脉盛大。其手太阳小肠热气不能交入膀胱经者，故十一经之盛气积于胸中，故其脉盛大。其膀胱逆行，盛之极，子能令母实，手阳明大肠经金，即其母也，故燥旺，其燥气挟子之势，故脉涩而大便不通。以此言脉盛大以涩者，手阳明大肠脉也。

《黄帝针经》：胃病者，腹胀，胃脘当心而痛，上支两胁，膈咽不通，饮食不下，取三里以补之。

若见此病中一证，皆大寒，禁用诸甘酸药，上已明之矣。

脾胃虚弱随时为病随病制方

夫脾胃虚弱，必上焦之气不足，遇夏天气热盛，损伤元气，怠惰嗜卧，四肢不收，精神不足，两脚痿软。遇早晚寒厥，日高之后，阳气将旺，复热如火。乃阴阳气血俱不足，故或热厥而阴虚，或寒厥而气虚。口不知味，目中溜火，而视物䀮䀮①无所见。小便频数，大便难而结秘，胃脘当心而痛，两胁痛或急缩。脐下周遭，如绳束之急，甚则如刀刺，腹难舒伸。胸中闭塞，时显呕哕，或有痰嗽，口沃白沫，舌强，腰、背、胛眼皆痛，头痛时作，食不下，或食入即饱，全不思食，自汗尤甚，若阴气覆在皮毛之上。皆天气之热助本病也，乃庚大肠、辛肺金为热所乘而作。当先助元气，理治庚辛之不足，黄芪人参汤主之。

---

①䀮䀮（máng）：目视不明，视物昏暗。

黄芪人参汤

　　黄芪（一钱，如自汗过多，更加一钱）　升麻（六分）
人参（去芦）　橘皮（不去白）　麦门冬（去心）　苍术
（无汗更加五分）　白术（以上各五分）　黄柏（酒洗，以救
水之源）　炒曲（以上三分）　当归身（酒洗）　炙甘草
（以上各二分）　五味子（九个）

　　上件同㕮咀，都和一服。水二盏，煎至一盏，去渣，稍热
服，食远或空心服之。忌酒、湿面、大料物之类，及过食
冷物。

　　如心下痞闷，加黄连（二分或三分）；如胃脘当心痛，减
大寒药，加草豆蔻仁（五分）；如胁下痛或缩急，加柴胡（二
分或三分）；如头痛，目中溜火，加黄连（二分或三分）、川
芎（三分）；如头痛，目不清利，上壅上热，加蔓荆子、川芎
（以上各三分）、藁本、生地黄（以上各二分）、细辛（一
分）；如气短，精神如梦寐之间，困乏无力，加五味子（九
个）；如大便涩滞，隔一二日不见者，致食少，食不下，血
少，血中伏火而不得润也，加当归身、生地黄、麻子仁泥
（以上各五分）、桃仁三枚（汤泡去皮尖，另研）；如大便通
行，所加之药勿再服。

　　如大便又不快利，勿用别药，如不利者，非血结血秘而不
通也，是热则生风，其病患必显风证，单血药不可复加之，止
常服黄芪人参汤药，只用羌活、防风（以上各五钱）二味，
㕮咀，以水四盏，煎至二盏，去渣，空心服之，其大便必大走
也，一服便止。

　　如胸中气滞，加青皮（皮用清香可爱者一分或二分），并

去白橘皮倍之，去其邪气。此病本元气不足，惟当补元气，不当泻之；如气滞大甚，或补药大过，或病人心下有忧滞郁结之事，更加木香、缩砂仁（以上各二分或三分）、白豆蔻仁（二分），与正药同煎；如腹痛不恶寒者，加白芍药（五分），黄芩（二分），却减五味子。

夫脾胃虚弱，过六七月间，河涨霖雨，诸物皆润，人汗沾衣，身重短气，甚则四肢痿软，行步不正，脚欹①，眼黑欲倒，此肾水与膀胱俱竭之状也，当急救之。滋肺气以补水之上源，又使庚大肠不受邪热，不令汗大泄也。汗泄甚则亡津液，亡津液则七神无所根据。经云：津液相成，神乃自生②。津者，庚大肠所主，三伏之义，为庚金受囚也③。

若亡津液，汗大泄，湿令亢甚，则清肃之气亡，燥金受囚，风木无可以制，故风湿相搏，骨节烦疼，一身尽痛，"亢则害，承乃制"是也。孙思邈云"五月常服五味子"，是泻丙火，补庚大肠，益五脏之元气。

壬膀胱之寒已绝于巳，癸肾水已绝于午，今更逢湿旺，助热为邪，西方北方之寒清绝矣。圣人立法，夏月宜补者，补天元之真气，非补热火也，令人夏食寒是也。为热伤元气，以人参、麦门冬、五味子生脉，脉者，元气也。人参之甘，补元气，泻热火也；麦门冬之苦寒，补水之源，而清肃燥金也；五味子之酸以泻火，补庚大肠与肺金也。

当此之时，无病之人，亦或有二证，或避暑热，纳凉于深

---

①欹（qī）：倾斜。
②语出《素问·六节脏象论》。
③三伏之头伏，从下之后第三个庚日算起，故云"三伏之义，为庚金受囚也"。

堂大厦得之者，名曰中暑。其病必头痛恶寒，身形拘急，肢节疼痛而烦心，肌肤大热无汗。为房屋之阴寒所遏，使周身阳气不得伸越，世多以大顺散①主之是也。若行人或农夫，于日中劳役得之者，名曰中热，其病必苦头痛，发躁热，恶热，扪之肌肤大热，必大渴引饮，汗大泄，无气以动，乃为天热外伤肺气，苍术白虎汤主之。洁古②云：动而得之为中热，静而得之为中暑。中暑者，阴证，当发散也。中热者，阳证，为热伤元气，非形体受病也。

若虚损脾胃，有宿疾之人，遇此天暑，将理失所，违时伐化，必困乏无力，懒语气短，气弱气促，似喘非喘，骨乏无力，其形如梦寐，朦朦如烟雾中，不知身所有也，必大汗泄。

若风犯汗眼③皮肤，必搐项筋，皮枯毛焦，身体皆重，肢节时有烦疼，或一身尽痛，或渴或不渴，或小便黄涩，此风湿相搏也。

头痛或头重，上热壅盛，口鼻气短气促，身心烦乱，有不乐生之意，情思惨凄，此阴胜阳之极也。病甚，则传肾肝为痿厥。厥者，四肢如在火中，为热厥；四肢寒冷者，为寒厥。寒厥则腹中有寒，热厥则腹中有热，为脾主四肢故也。若肌肉濡溃，痹而不仁，传为肉痿证。证中皆有肺疾，用药之人，当以此调之。气上冲胸，皆厥证也。痿者，四肢痿软而无力也，其心烦冤不止。厥者，气逆也，甚则大逆，故曰厥逆。其厥痿多相须也，于前已立黄芪人参五味子麦门冬汤中，每服加白茯苓

①大顺散：出自宋《太平惠民和剂局方》，主治冒暑伏热，引饮过多，脾胃受湿，水谷不分等证，组成为干姜、肉桂、杏仁、甘草。
②洁古：金代医学家张元素，字洁古。
③汗眼：即汗孔。

（二分）、泽泻（四分）、猪苓、白术（以上各一分）。如小便快利，不黄涩者，只加泽泻（二分），与二术上下分消其湿。

如行步不正，脚膝痿弱，两足欹侧者，已中痿邪，加酒洗黄柏、知母（三分或五分），令二足涌出气力矣。

如汗大泄者，津脱也，急止之，加五味子（六枚）、炒黄柏（五分）、炒知母（三分）。不令妨其食，当以意斟酌；若防食则止，候食进，则再服。三里、气街，以三棱针出血；若汗不减不止者，于三里穴下三寸上廉穴出血。禁酒、湿面。

夫痿者，湿热乘肾肝也，当急去之。不然，则下焦元气竭尽而成软瘫，必腰下不能动，心烦冤而不止也。若身重减，气不短，小便如常，及湿热之令退时，或所增之病气退者，不用五味子、泽泻、茯苓、猪苓、黄柏、知母、苍术、白术之药，只根据本病中证候加减。常服药亦须用酒黄柏（二分或三分），如更时令，清燥之气大行，却加辛温泻之。若湿气胜，风证不退，眩运麻木不已，除风湿羌活汤主之。

除风湿羌活汤

羌活（一两）　防风（去芦）　苍术（酒浸，去皮）黄芪（以上各一钱）　升麻（七分）　炙甘草　独活　柴胡（以上各五分）　川芎（去头痛）　黄柏　橘皮　藁本（以上各三分）　泽泻（去须，一分）　猪苓（去黑皮）　茯苓（以上各二分）　黄连（去须，一分）

上㕮咀。每服秤三钱或五钱，水二盏，煎至一盏，去渣，稍热服，量虚实施用。如有不尽证候，依加减法用之。

夫脉弦洪缓，而沉按之中、之下得时一涩，其证四肢满闷，肢节烦疼，难以屈伸，身体沉重，烦心不安，忽肥忽瘦，

四肢懒倦，口失滋味，腹难舒伸，大小便清利而数，或上饮下
便，或大便涩滞不行，一二日一见，夏月飧泄，米谷不化，或
便后见血，见白脓，胸满短气，膈咽不通，或痰嗽稠黏，口中
沃沫，食入反出，耳鸣耳聋，目中流火，视物昏花，胬肉①红
丝，热壅头目，不得安卧，嗜卧无力，不思饮食，调中益气汤
主之。

调中益气汤

黄芪（一钱）　人参（去芦头，有嗽者去之）　甘草
苍术（以上各五分）　柴胡（一味，为上气不足，胃气与脾
气下溜，乃补上气，从阴引阳也）　橘皮（如腹中气不得运
转，更加一分）　升麻（以上各二分）　木香（一分或二分）

上件锉麻豆大。都作一服，水二大盏，煎至一盏，去渣，
带热，宿食消尽服之。宁心绝思，药必神效，盖病在四肢血
脉，空腹在且②是也。

如时头热躁，是下元阴火蒸蒸发也，加真生地黄（二
分）、黄柏（三分），无此证则去之。

如大便虚坐不得，或大便了而不了，腹中常逼迫，血虚血
涩也，加当归身（三分）。

如身体沉重，虽小便数多，亦加茯苓（二分）、苍术（一
钱）、泽泻（五分）、黄柏（三分），时暂从权而祛湿也，不可
常用。兼足太阴已病，其脉亦络于心中，故显湿热相合而
烦乱。

---

①胬（nǔ）肉：眼球结膜增生而突起的肉状物。
②且：《东垣十书》作"旦"。

如胃气不和，加汤洗半夏（五分）、生姜（三片）；有嗽，加生姜、生地黄（二分），以制半夏之毒。

如痰厥头痛，非半夏不能除，此足太阴脾所作也。

如兼躁热，加黄柏、生地黄（以上各二分）。

如无以上证，只服前药。

如夏月，须加白芍药（三分）；如春月腹中痛，尤宜加。

如恶热而渴，或腹痛者，更加芍药（五分）、生黄芩（二分）。

如恶寒腹中痛，加中桂（三分），去黄芩，谓之桂枝芍药汤，亦于芍药汤中加之同煎；如冬月腹痛，不可用芍药，盖大寒之药也。只加干姜（二分），或加半夏（五七分），以生姜少许制之。

如秋冬之月，胃脉四道为冲脉所逆，并胁下少阳脉二道而反上行，病名曰厥逆，《内经》曰：逆气上行，满脉去形①，明七神昏绝，离去其形而死矣。其证气上冲咽不得息，而喘急有音，不得卧，加吴茱萸（五分或一钱五分，汤洗去苦），观厥气多少而用之。

如夏月有此证，为大热也，盖此病随四时为寒热温凉也，宜以酒黄连、酒黄柏、酒知母（各等分），为细末，热②汤为丸，梧桐子大，每服二百丸，白汤送下，空心服。仍多饮热汤，服毕少时，便以美饮食压之，使不令胃中留停，直至下元，以泻冲脉之邪也。大抵治饮食劳倦所得之病，乃虚劳七损证也，当用温平、甘多辛少之药治之，是其本法也。

如时上见寒热，病四时也，又或将理不如法，或酒食过

---

①语出《素问·阴阳应象大论》，原文为："厥气上行，满脉去形。"
②热：《东垣十书》作"熟"。

多，或辛热之食作病，或寒冷之食作病，或居大热大寒之处益其病，当临时制宜，暂用大寒大热治法而取效，此从权也，不可以得效之故而久用之，必致难治矣。

《黄帝针经》云：从下上者，引而去之；上气不足，推而扬之①。盖上气者，心肺上焦之气，阳病在阴，从阴引阳，宜以入肾肝下焦之药，引甘多辛少之药，使升发脾胃之气，又从而去其邪气于腠理皮毛也。又云：视前痛者，常先取之。是先以缪刺泻其经络之壅者，为血凝而不流，故先去之，而后治他病。

长夏湿热胃困尤甚用清暑益气汤论

《刺志论》云：气虚身热，得之伤暑，热伤气故也。《痿论》云：有所远行劳倦，逢大热而渴，渴则阳气内伐，内伐则热舍于肾，肾者，水脏也，今水不能胜火，则骨枯而髓虚，足不任身，发为骨痿。故《下经》曰：骨痿者，生于大热也。此湿热成痿，令人骨乏无力，故治痿独取于阳明。

时当长夏，湿热大胜，蒸蒸而炽，人感之多四肢困倦，精神短少，懒于动作，胸满气促，肢节沉疼。或气高而喘，身热而烦，心下膨痞，小便黄而数，大便溏而频，或痢出黄如糜，或如泔色。或渴或不渴，不思饮食，自汗体重。或汗少者，血先病而气不病也。其脉中得洪缓，若湿气相搏，必加之以迟。迟，病虽互换少瘥，其天暑湿令则一也。宜以清燥之剂治之。

①语出《灵枢·官能》。

《内经》曰：阳气者，卫外而为固也①；炅则气泄②。今暑邪干卫，故身热自汗，以黄芪甘温补之为君；人参、橘皮、当归、甘草，甘微温，补中益气为臣；苍术、白术、泽泻，渗利而除湿，升麻、葛根，甘苦平，善解肌热，又以风胜湿也。湿胜则食不消而作痞满，故炒曲甘辛，青皮辛温，消食快气；肾恶燥，急食辛以润之，故以黄柏苦辛寒，借甘味泻热补水虚者，滋其化源；以人参、五味子、麦门冬，酸甘微寒，救天暑之伤于庚金为佐，名曰清暑益气汤。

清暑益气汤

黄芪（汗少减五分）　苍术（泔浸，去皮）　升麻（以上各一钱）　人参（去芦）　泽泻　神曲（炒黄）　橘皮　白术（以上各五分）　麦门冬（去心）　当归身　炙甘草（以上各三分）　青皮（去白，二分半）　黄柏（酒洗，去皮，二分或三分）　葛根（二分）　五味子（九枚）

上件同㕮咀。都作一服，水二大盏，煎至一盏，去渣，大温服，食远。剂之多少，临病斟酌。

此病皆由饮食劳倦，损其脾胃，乘天暑而病作也，但药中犯③泽泻、猪苓、茯苓、灯心、通草、木通，淡渗利小便之类，皆从时令之旺气，以泻脾胃之客邪，而补金水之不及也。

此正方已是从权而立之，若于无时病湿热、脾旺之证，或小便已数，肾肝不受邪者误用之，必大泻真阴，竭绝肾水，先损其两目也，复立变证加减法于后。

---

①语出《素问·生气通天论》。
②语出《素问·举痛论》。
③犯：疑为"泛"或"凡"。

　　心火乘脾，乃血受火邪，而不能升发，阳气伏①于地中；地者，人之脾也。必用当归和血，少用黄柏以益真阴。

　　脾胃不足之证，须少用升麻，乃足阳明、太阴引经之药也。使行阳道，自脾胃中右迁，少阳行春令，生万化之根蒂也。更少加柴胡，使诸经右迁，生发阴阳之气，以滋春之和气也。

　　脾虚，缘心火亢甚而乘其土也。其次肺气受邪，为热所伤，必须用黄芪最多，甘草次之，人参又次之，三者皆甘温之阳药也。脾始虚，肺气先绝，故用黄芪之甘温，以益皮毛之气，而闭腠理，不令自汗而损其元气也。上喘气短懒语，须用人参以补之。心火乘脾，须用炙甘草以泻火热，而补脾胃中元气。甘草最少，恐资满也。若脾胃之急痛，并脾胃大虚，腹中急缩，腹皮急缩者，却宜多用之，经云：急者缓之②。若从权，必加升麻以引之，恐左迁之邪坚盛，卒不肯退，反致项上及臀尻肉消而反行阴道，故使引之以行阳道，使清气之出地，右迁而上行，以和阴阳之气也。若中满者，去甘草；咳甚者，去人参；如口干嗌干者，加干葛。

　　脾胃既虚，不能升浮，为阴火伤其生发之气。营血大亏，营气伏于地中，阴火炽盛，日渐煎熬，血气亏少。且心包与心主血，血减则心无所养，致使心乱而烦，病名曰悗③；悗者，心惑而烦闷不安也。是清气不升，浊气不降，清浊相干，乱于胸中，使周身血逆行而乱。《内经》云：从下上者，引而去之④。故当加辛温、甘温之剂生阳，阳生则阴长，已有甘温三

①伏：底本作"复"，据《济生拔萃》改。
②语出《素问·至真要大论》。
③悗（mán）：烦闷、困惑。
④语出《灵枢·官能》。

味之论。

或曰：甘温何能生血，又非血药也。仲景之法，血虚以人参补之，阳旺则能生阴血也。更加当归和血，又宜少加黄柏，以救肾水。盖甘寒泻热火，火减则心气得平而安也。如烦乱犹不能止，少加黄连以去之，盖将补肾水，使肾水旺而心火自降，扶持地中阳气矣。

如气浮心乱，则以朱砂安神丸①镇固之。得烦减，勿再服，以防泻阳气之反陷也。如心下痞，亦少加黄连。气乱于胸，为清浊相干，故以橘皮理之，又能助阳气之升而散滞气，又助诸甘辛为用也。

长夏湿土客邪大旺，可从权加苍术、白术、泽泻，上下分消其湿热之气也。湿气大胜，主食不消化，故食减，不知谷味，加炒曲以消之。复加五味子、麦门冬、人参，泻火益肺气，助秋损也，此三伏中长夏正旺之时药也。

随时加减用药法

浊气在阳，乱于胸中，则膜满闭塞，大便不通。夏月宜少加酒洗黄柏大苦寒之味，冬月宜加吴茱萸大辛苦热之药以从权，乃随时用药，以泄浊气之不降也。借用大寒之气于甘味中，故曰甘寒泻热火也。亦须用发散寒气，辛温之剂多，黄柏少也。

清气在阴者，乃人之脾胃气衰，不能升发阳气，故用升

---

① 朱砂安神丸：出自李东垣《内外伤辨惑论》，组成为朱砂、甘草、黄连、当归、生地黄。

麻、柴胡助辛甘之味，以引元气之升，不令飧泄也。

堵塞咽喉，阳气不得出者曰塞；阴气不得下降者曰噎。夫噎塞迎逆于咽喉胸膈之间，令诸经不行，则口开、目瞪、气欲绝。当先用辛甘气味俱阳之药，引胃气以治其本，加堵塞之药以泻其标也。

寒月阴气大助阴邪于外，于正药内加吴茱萸大热大辛苦之味，以泻阴寒之气。暑月阳盛，则于正药中加青皮、陈皮、益智、黄柏，散寒气、泻阴火之上逆；或以消痞丸①合滋肾丸。滋肾丸者，黄柏、知母，微加肉桂，三味是也。或更以黄连别作丸，二药七八十丸，空心约宿食消尽服之，待少时，以美食压之，不令胃中停留也。

如食少不饥，加炒曲。

如食已心下痞，别服橘皮枳术丸。

如脉弦，四肢满闭，便难而心下痞，加甘草、黄连、柴胡。

如腹中气上逆者，是冲脉逆也，加黄柏（三分）、黄连（一分半）以泄之。

如大便秘燥，心下痞，加黄连、桃仁，少加大黄、当归身。

如心下痞，夯闷者，加白芍药、黄连；如心下痞，腹胀，加五味子、白芍药、缩砂仁；如天寒，少加干姜或中桂。

如心下痞，中寒者，加附子、黄连。

如心下痞，呕逆者，加黄连、生姜、橘皮。

如冬月，不加黄连，少入丁香、藿香叶。

---

①消痞丸：当指李杲《医学发明》卷一所载"消痞丸"，由黄连、黄芩、姜黄、白术、人参、缩砂仁、枳实、橘皮、干生姜、半夏、曲等组成。

如口干嗌干，加五味子、葛根。

如胁下急或痛甚，俱加柴胡、甘草。

如胸中满闷郁郁然，加橘红、青皮，木香少许。

如头痛有痰，沉重懒倦者，乃太阴痰厥头痛，加半夏（五分），生姜（二分或三分）。

如腹中或周身间有刺痛，皆血涩不足，加当归身。

如哕，加五味子多，益智少。

如食不下，乃胸中胃上有寒，或气涩滞，加青皮、陈皮、木香，此三味为定法。如冬天，加益智仁、草豆蔻仁；如夏月，少用，更加黄连；如秋月，气涩滞，食不下，更加槟榔、草豆蔻仁、缩砂仁，或少加白豆蔻仁；如三春之月，食不下，亦用青皮少，陈皮多，更加风药，以退其寒覆其上；如初春犹寒，更少加辛热，以补春气之不足，以为风药之佐，益智、草豆蔻皆可也。

如脉弦者，见风动之证，以风药通之；如脉涩，觉气涩滞者，加当归身、天门冬、木香、青皮、陈皮。

有寒者，加桂枝、黄芪。

如胸中窒塞，或气闭闷乱者，肺气涩滞而不行，宜破滞气，青皮、陈皮，少加木香、槟榔。如冬月，加吴茱萸、人参。

或胸中窒塞，闭闷不通者，为外寒所遏，使呼出之气不得伸故也，必寸口脉弦，或微紧，乃胸中大寒也，若加之以舌上有白苔滑者，乃丹田有热，胸中有寒明矣。丹田有热者，必尻臀冷，前阴间冷汗，两丸冷，是邪气乘其本，而正气走于经脉中也。遇寒，则必作隐隐而痛，以此辨丹田中伏火也。加黄柏、生地黄，勿误作寒证治之。

如秋冬天气寒凉而腹痛者，加半夏，或益智，或草豆蔻之类。

如发热，或扪之而肌表热者，此表证也，只服补中益气汤一二服，亦能得微汗则凉矣。

如脚膝痿软，行步乏力，或疼痛，乃肾肝中伏湿热，少加黄柏，空心服之，不愈，更增黄柏，加汉防己（五分），则脚膝中气力如故也。

如多唾，或唾白沫者，胃口上停寒也，加益智仁。

如少气不足以息者，服正药二三服；气犹短促者，为膈上及表间有寒所遏，当引阳气上伸，加羌活、独活，藁本最少，升麻多，柴胡次之，黄芪加倍。

肠澼下血论

《太阴阳明论》云：食饮不节，起居不时者，阴受之。阴受之则入五脏，入五脏则满闭塞，下为飧泄，久为肠澼。夫肠澼者，为水谷与血另作一派，如濈桶①涌出也。今时值长夏，湿热大盛，正当客气胜而主气弱也，故肠澼之病甚，以凉血地黄汤主之。

凉血地黄汤

黄柏（去皮，锉，炒）　知母（锉，炒，以上各一钱）青皮（不去皮稜）　槐子（炒）　熟地黄　当归（以上各五

---

①濈（jí）桶："濈"疑"唧"误，唧桶，又叫"激桶""汲桶"，是古代用于救火的扬火器。

分）

上件㕮咀。都作一服，用水一盏，煎至七分，去渣，温服。

如小便涩，脐下闷，或大便则后重，调木香、槟榔细末（各五分），稍热服，空心或食前。

如里急后重，又不去者，当下之。

如有传变，随证加减。

如腹中动摇有水声，而小便不调者，停饮也，诊显何脏之脉，以去水饮药泻之。

假令脉洪大，用泻火利小便药之类是也。

如胃虚不能食，而大渴不止者，不可用淡渗之药止之，乃胃中元气少故也，与七味白术散①补之。

如发热恶热，烦躁，大渴不止，肌热不欲近衣，其脉洪大，按之无力者，或兼目痛鼻干者，非白虎汤证也，此血虚发躁，当以黄芪（一两）、当归身（二钱），㕮咀，水煎服。

如大便闭塞，或里急后重，数至圊而不能便，或少有白脓，或少有血，慎勿利之，利之则必致病重，反郁结而不通也，以升阳除湿防风汤举其阳，则阴气自降矣。

升阳除湿防风汤

苍术（泔浸，去皮净，四两）　防风（二钱）　白术
白茯苓　白芍药（以上各一钱）

上件㕮咀。除苍术另作片子，水一碗半，煮至二大盏，纳

----

①七味白术散：当指宋·钱乙《小儿药证直诀》七味白术散，由人参、白术、茯苓、葛根、藿香叶、木香、炙甘草组成。

诸药，同煎至一大盏，去渣，稍热服，空心食前。

如此证飧泄不禁，以此药导其湿；如飧泄及泄不止，以风药升阳，苍术益胃去湿；脉实，膜胀，闭塞不通，从权以苦多甘少药泄之；如得通，复以升阳汤助其阳，或便以升阳汤中加下泄药。

脾胃虚不可妄用吐药论

《六元正纪大论》云"木郁则达之"者，盖木性当动荡轩举①，是其本体。今乃郁于地中，无所施为，即是风失其性。人身有木郁之证者，当开通之，乃可用吐法，以助风木，是木郁则达之之义也。

又说，"木郁达之"者，盖谓木初失其性，郁于地中，今既开发，行于天上，是发而不郁也，是木复其性也，有余也。有余则兼其所胜，脾土受邪，见之于"木郁达之"条下，不止此一验也。

又厥阴司天，亦风木旺也，厥阴之胜，亦风木旺也，俱是脾胃受邪，见于上条，其说一同。

或者不悟"木郁达之"四字之义，反作"木郁治之"，重实其实，脾胃又受木制，又复其木，正谓补有余而损不足也。既脾胃之气先已不足，岂不因此而重绝乎！

再明胸中窒塞当吐，气口三倍大于人迎，是食伤太阴。上部有脉，下部无脉，其人当吐，不吐则死。以其下部无脉，知其木郁在下也，塞道不行，而肝气下绝矣。兼肺金主塞而不

---

①轩举：轩昂貌。

降，为物所隔，金能克木，肝木受邪，食塞胸咽，故曰在上者因而越之。仲景云，实烦以瓜蒂散吐之，如经汗下，谓之虚烦，又名懊憹，烦躁不得眠，知其木郁也，以栀子豉汤吐之。昧者将膈咽不通、上支两胁、腹胀、胃虚不足，乃"浊气在上，则生䐜胀"之病吐之。况胃虚必怒，风木已来乘陵①胃中，《内经》以铁落镇坠之，岂可反吐，助其风木之邪？不主吐而吐，其差舛②如天地之悬隔。大抵胸中窒塞，烦闷不止者，宜吐之耳。

安养心神调治脾胃论

《灵兰秘典论》云：心者，君主之宫，神明出焉。凡怒、忿、悲、思、恐、惧，皆损元气。夫阴火之炽盛，由心生凝滞，七情不安故也。心脉者，神之舍，心君不宁，化而为火，火者，七神之贼也。故曰阴火太盛，经营之气，不能颐养于神，乃脉病也。神无所养，津液不行，不能生血脉也。心之神，真气之别名也，得血则生，血生则脉旺，脉者神之舍。若心生凝滞，七神离形，而脉中唯有火矣。

善治斯疾者，惟在调和脾胃，使心无凝滞，或生欢忻③，或逢喜事，或天气暄和，居温和之处，或食滋味，或眼前见欲受事，则慧然如无病矣。盖胃中元气得舒伸故也。

---

①乘陵：当作"乘凌"。
②差舛：差错。
③欢忻：欢欣。

凡治病当问其所便

《黄帝针经》云：中热消瘅则便寒，寒中之属则便热。胃中热则消谷，令人悬心善饥，脐以上皮热；肠中热，则出黄如糜，脐以下皮寒。胃中寒，则腹胀；肠中寒，则肠鸣飧泄。

一说"肠中寒则食已窘迫，肠鸣切痛，大便色白""肠中寒，胃中热则疾饥，小腹痛胀""肠中热，胃中寒则胀而且泄"。非独肠中热则泄，胃中寒传化亦泄。

胃欲热饮，肠欲寒饮，虽好恶不同，春夏先治标，秋冬先治本。

衣服，"寒无凄怆，暑无出汗。热无灼灼，寒无怆怆，寒温中适，故气将持，乃不致邪僻也"①。

此规矩法度，乃常道也，正理也，揆度也，当临事制宜。以反常合变耳。

胃气下溜五脏气皆乱其为病互相出见论

"黄帝曰：何谓逆而乱？岐伯曰：清气在阴，浊气在阳，营气顺脉，卫气逆行，清浊相干，乱于胸中，是为大悗。故气乱于心，则烦心密嘿②，悗首静伏。乱于肺，则悗仰喘喝，按手以呼。乱于肠胃，则为霍乱。乱于臂胫，则为四厥。乱于

---

①语出《灵枢·师传》。
②密嘿：沉默不语。

头，则为厥逆，头重眩仆。"①

大法云：从下上者，引而去之②。又法云：在经者，宜发之。

"黄帝曰：五乱者，刺之有道乎？岐伯曰：有道以来，有道以去，审知其道，是谓身宝。"

"黄帝曰：愿闻其道。岐伯曰：气在于心者，取之手少阴心主之输（神门、大陵）。"

滋以化源，补以甘温，泻以甘寒，以酸收之，以小苦通之，以微苦辛甘轻剂，同精导气，使复其本位。

"气在于肺者，取之手太阴荣，足少阴输"（鱼际并太渊输）。

太阴以苦甘寒。乃乱于胸中之气，以分化之味去之；若成痿者，以导湿热；若善多涕，从权治以辛热。仍引胃气前出阳道，不令湿土克肾，其穴在太溪。

"气在于肠胃者，取之足太阴、阳明；不下者，取之三里"（章门、中脘、三里）。

因足太阴虚者，于募穴中导引之于血中。有一说，腑输、去腑病也，胃虚而致太阴无所禀者，于足阳明胃之募穴中引导之。如气逆上而霍乱者，取三里，气下乃止，不下复始。

"气在于头者，取之天柱、大杼；不知，取足太阳荣、输"（通谷深，束骨深）。

先取天柱、大杼，不补不泻，以导气而已。取足太阳膀胱经中，不补不泻，深取通谷、束骨。丁心火，己脾土穴中以引导去之。如用药，于太阳引经药中，少加苦寒、甘寒以导去

①本篇凡带引号者，皆出《灵枢·五乱》。
②语出《灵枢·官能》。

之，清凉为之辅佐及使。

"气在于臂足，取之先去血脉，后取其阳明、少阳之荣输"（二间、三间深取之，内庭、陷谷深取之）。

视其足、臂之血络尽取之，后治其痿、厥，皆不补不泻，从阴深取，引而上之。上之者，出也，去也。皆阴火有余，阳气不足，伏匿于地中者。血，营也，当从阴引阳，先于地中升举阳气，次泻阴火，乃导气同精之法。

"黄帝曰：补泻奈何？岐伯曰：徐入徐出，谓之导气；补泻无形，谓之同精。是非有余不足也，乱气之相逆也。帝曰：允乎哉道，明乎哉论，请著之玉版，命曰治乱也。"

阴病治阳阳病治阴

《阴阳应象论》云：审其阴阳，以别柔刚，阳病治阴，阴病治阳，定其血气，各守其乡，血实宜决之，气虚宜掣引之。

夫"阴病在阳"者，是天外风寒之邪乘中而外入，在人之背上腑腧、脏腧，是人之受天外客邪。亦有二说："中于阳则流于经"①。此病始于外寒，终归外热，故以治风寒之邪，治其各脏之腧。非止风寒而已，六淫湿、暑、燥、火，皆五脏所受，乃筋骨血脉受邪，各有背上五脏腧以除之。伤寒一说从仲景，中八风②者，有《风论》③。中暑者，治在背上小肠腧。中湿者，治在胃腧。中燥者，治在大肠腧。此皆六淫客邪有余

①语出《灵枢·邪气藏府病形》。
②八风：当指《素问·金匮真言论》中所论"天有八风，经有五风"。
③风论：当指《素问·风论》篇。

之病，皆泻在背之腑腧。若病久传变，有虚有实，各随病之传变，补泻不定，只治在背腧。

另有"上热下寒"。经曰：阴病在阳，当从阳引阴，必须先去络脉经隧之血。若阴中火旺，上腾于天，致六阳反不衰而上充者，先去五脏之血络，引而下行。天气降下，则下寒之病自去矣，慎勿独泻其六阳。此病阳亢，乃阴火之邪滋之，只去阴火，只损血络经隧之邪，勿误也。

"阳病在阴者"，病"从阴引阳"，是"水谷之寒热，感则害人六腑"，又曰"饮食失节"，及劳役形质，阴火乘于坤土之中，致谷气、营气、清气、胃气、元气不得上升，滋于六腑之阳气，是五阳之气先绝于外。外者，天也，下流伏于坤土阴火之中。皆先由喜、怒、悲、忧、恐，为五贼所伤，而后胃气不行，劳役饮食不节继之，则元气乃伤。当从胃合三里穴中推而扬之，以伸元气，故曰"从阴引阳"。若元气愈不足，治在腹上诸腑之募穴。若传在五脏，为九窍不通，随各窍之病，治其各脏之募穴于腹。故曰："五脏不平，乃六腑元气闭塞之所生也。"① 又曰"五脏不和""九窍不通"，皆阳气不足，阴气有余，故曰"阳不胜其阴"。凡治腹之募，皆为元气不足，从阴引阳，勿误也。若错补四末之腧，错泻四末之余，错泻者，差尤甚矣。按岐伯所说，况取穴于天上，天上者，人之背上五脏六腑之腧，岂有生者乎？兴言及此，寒心彻骨！若六淫客邪及上热下寒，筋骨皮肉血脉之病，错取穴于胃之合，及诸腹之募者必危，亦岐伯之言"下工"，岂可不慎哉。

---

① 语出《素问·通评虚实论》，原文为："五脏不平，六腑闭塞之所生也。"

三焦元气衰旺

《黄帝针经》云：上气不足，脑为之不满，耳为之苦鸣，头为之苦倾，目为之眩。中气不足，溲便为之变，肠为之苦鸣。下气不足，则为痿厥心悗，补足外踝下留之。

此三元真气衰惫，皆由脾胃先虚，而气不上行之所致也。加之以喜、怒、悲、忧、恐，危亡速矣。

卷　下

大肠小肠五脏皆属于胃胃虚则俱病论

《黄帝针经》云：手阳明大肠、手太阳小肠，皆属足阳明
胃。小肠之穴，在巨虚下廉；大肠之穴，在巨虚上廉。此二
穴，皆在足阳明胃三里穴下也。大肠主津，小肠主液。大肠、
小肠受胃之荣气，乃能行津液于上焦，溉灌皮毛，充实腠理。
若饮食不节，胃气不及，大肠、小肠无所禀受，故津液涸竭
焉。《内经》云：耳鸣、耳聋，九窍不利，肠胃之所生也[①]。
此胃弱不以滋养手太阳小肠、手阳明大肠。故有此证。然亦止
从胃弱而得之，故圣人混言肠胃之所生也。

或曰：子谓混言肠胃所生，亦有据乎？予应之曰：《玉机
真脏论》云"脾不及，令人九窍不通"，谓脾为死阴，受胃之
阳气，能上升水谷之气于肺，上充皮毛，散入四脏；今脾无所
禀，不能行气于脏腑，故有此证，此则"脾虚九窍不通"之
谓也。虽言脾虚，亦胃之不足所致耳。此不言脾，不言肠胃，
而言五脏者又何也？予谓：此说与上二说无以异也，盖谓脾不
受胃之禀命，致五脏所主九窍，不能上通天气，皆闭塞不利
也，故以五脏言之。此三者，止是胃虚所致耳。然亦何止于

---

①语出《素问·通评虚实论》，有出入。

此？胃虚则五脏、六腑、十二经、十五络、四肢，皆不得营运之气，而百病生焉，岂一端能尽之乎。

脾胃虚则九窍不通论

真气又名元气，乃先身生之精气也，非胃气不能滋之。胃气者，谷气也，荣气也，运气也，生气也，清气也，卫气也，阳气也。又天气、人气、地气，乃三焦之气。分而言之则异，其实一也，不当作异名异论而观之。

饮食劳役所伤，自汗、小便数，阴火乘土位，清气不生，阳道不行，乃阴血伏火。况阳明胃土，右燥左热，故化燥火而津液不能停。且小便与汗，皆亡津液。津液至中宫变化为血也。脉者，血之府也，血亡则七神何依？百脉皆从此中变来也。人之百病，莫大于中风，有汗则风邪客之，无汗则阳气固密，腠理闭拒，诸邪不能伤也。

或曰：经言阳不胜其阴，则五脏气争，九窍不通；又脾不及则令人九窍不通，名曰重强；又五脏不和，则九窍不通；又头痛耳鸣，九窍不通利，肠胃之所生也。请析而解之？答曰：夫脾者，阴土也，至阴之气，主静而不动；胃者，阳土也，主动而不息。阳气在于地下，乃能生化万物。故五运在上，六气在下。其脾长一尺，掩太仓，太仓者，胃之上口也。脾受胃禀，乃能熏蒸腐熟五谷者也。胃者，十二经之源，水谷之海也，平则万化安，病则万化危。五脏之气，上通九窍。五脏禀受气于六腑，六腑受气于胃。六腑者，在天为风、寒、暑、湿、燥、火，此无形之气也。胃气和平，荣气上升，始生温热。温热者，春夏也，行阳二十五度。六阳升散之极，下而生阴，阴降则下行为秋冬，行阴道，为寒凉也。胃既受病，不能滋养，故六腑之气已绝，致阳道不行，阴火上行。五脏之气，各受一腑之化，乃能滋养皮肤血脉筋骨，故言五脏之气已绝于外，是六腑生气先绝，五脏无所禀受，而气后绝矣。肺本收下，又主五气，气绝则下流，与脾土叠于下焦，故曰重强，胃气既病则下溜。经云"湿从下受之"，脾为至阴，本乎地也，有形之土，下填九窍之源，使不能上通于天，故曰"五脏不和，则九窍不通"。胃者，行清气而上，即地之阳气也，积阳成天，曰"清阳出上窍"，曰"清阳实四肢"，曰"清阳发腠理"者也。脾胃既为阴火所乘，谷气闭塞而下流，即清气不升，九窍为之不利。胃之一腑病，则十二经元气皆不足也。气少则津液不行，津液不行则血亏，故筋骨皮肉血脉皆弱，是气血俱羸弱矣。劳役动作，饮食饥饱，可不慎乎？凡有此病者，虽不变易他疾，已损其天年，更加之针灸用药差误，欲不夭枉得乎？

胃虚脏腑经络皆无所受气而俱病论

夫脾胃虚，则湿土之气溜于脐下，肾与膀胱受邪。膀胱主寒，肾为阴火，二者俱弱，润泽之气不行。大肠者，庚也，燥气也，主津；小肠者，丙也，热气也，主液。此皆属胃，胃虚则无所受气而亦虚，津液不濡，睡觉口燥咽干，而皮毛不泽也。

甲胆，风也，温也，主生化周身之血气；丙小肠，热也，主长养周身之阳气。亦皆禀气于胃，则能浮散也，升发也。胃虚则胆及小肠温热、生长之气俱不足，伏留于有形血脉之中，为热病，为中风，其为病不可胜纪，青、赤、黄、白、黑五腑皆滞。

三焦者，乃下焦元气生发之根蒂，为火乘之，是六腑之气俱衰也。腑者，府库之府，包含五脏及形质之物而藏焉。且六腑之气，外无所主，内有所受。感天之风气而生甲胆，感暑气而生丙小肠，感湿化而生戊胃，感燥气而生庚大肠，感寒气而生壬膀胱，感天一之气而生三焦，此实父气，无形也。风、寒、暑、湿、燥、火，乃温、热、寒、凉之别称也，行阳二十五度，右迁而升浮降沉之化也，其虚也，皆由脾胃之弱。

以五脏论之，心火亢甚，乘其脾土曰热中，脉洪大而烦闷。《难经》云：脾病，当脐有动气，按之牢若痛。动气，筑筑然坚牢，如有积而硬，若似痛也，甚则亦大痛，有是则脾虚病也，无则非也。更有一辨，食入则困倦，精神昏冒而欲睡者，脾亏弱也。且心火大盛，左迁入于肝木之分，风湿相搏，一身尽痛，其脉洪大而弦，时缓，或为眩运战摇，或为麻木不仁，此皆风也。

脾病，体重节痛，为痛痹，为寒痹，为诸湿痹，为痿软失力，为大疽大痈。若以辛热助邪，则为热病，为中风，其变不可胜纪。木旺运行，北越左迁，入地助其肾水，水得子助，入脾为痰涎，自入为唾，入肝为泪，入肺为涕，乘肝木而反克脾土明矣。

当先于阴分补其阳气升腾，行其阳道而走空窍，次加寒水之药降其阴火，黄柏、黄连之类是也。先补其阳，后泻其阴，脾胃俱旺而复于中焦之本位，则阴阳气平矣。

"火曰炎上，水曰润下"，今言肾主五液，上至头，出于空窍，俱作泣、涕、汗、涎、唾者何也？曰：病痫者，涎沫出于口，冷汗出于身，清涕出于鼻，皆阳跷、阴跷、督、冲四脉

之邪上行，肾水不任煎熬，沸腾上行为之也。此奇邪为病，不
系五行、阴阳、十二经所拘，当从督、冲、二跷、四穴中奇邪
之法治之。

五脏"外有所主，内无所受"，谓无所受盛，而外主皮
毛、血脉、肌肉、筋骨是也，各主空窍；若胃气一虚，无禀受
则四脏及经络皆病焉①。盖脾土无阳，乃死于经脉皮毛焉，使
建中之名，于此见焉。病有缓急收散升降浮沉涩滑之类非一，
从权立法于后。

如皮毛肌肉之不伸，无大热，不能食而渴者，加葛根
（五钱）；燥热及胃气上冲，为冲脉所逆，或作逆气而里急者，
加炒黄柏、知母；觉胸中热而不渴，加炒黄芩；如胸中结滞气
涩，或有热病者，亦各加之。如食少而小便少者，津液不足
也，勿利之，益气补胃自行矣。气弱气短者，加人参，只升阳
之剂助阳，尤胜加人参；恶热发热而燥渴，脉洪大，白虎汤主
之；或喘者，加人参；如渴不止，寒水石、石膏各等分，少少
与之，即钱氏方中甘露散，主身大热而小便数，或上饮下溲，
此燥热也；气燥，加白葵花；血燥，加赤葵花。如脉弦，只加
风药，不可用五苓散；如小便行病增者，此内燥津液不能停，
当致津液，加炒黄柏、赤葵花。如心下痞闷者，加黄连一、黄
芩三，减诸甘药。如不能食，心下软而痞者，甘草泻心汤则
愈。如喘满者，加炙厚朴。如胃虚弱而痞者，加甘草。如喘而
小便不利者，加苦葶苈。② 证中髓气平则生荣，周身及四海皆

①自"当从督、冲、二跷、四穴中奇邪之法治之"至"无禀受则四脏及
　经络皆病焉"，据《东垣十书》补。
②自"病有缓急收散"至本段末，内容与本书卷上"君臣佐使法"内容
　重合。

旺，十二神守职，皮毛密实，外邪不能侮也。

五脏"外有所主，内无所受"①，谓无所受盛，而外主皮毛血脉肌肉筋骨及各空窍也。若胃气一虚，无所禀受，则四脏经络皆病。况脾全藉胃土平和，则有所受而生荣，周身四脏皆旺，十二神守职，皮毛密实，外邪不能侮也。

胃虚元气不足诸病所生论

夫饮食劳役皆自汗，乃足阳明化燥火，津液不能停，故汗出小便数也。邪之大者，莫若中风。风者，百病之长，善行而数变。虽然，无虚邪则风雨寒不能独伤人，必先中虚邪，然后贼邪得入矣。至于痿、厥逆，皆由汗出而得之也。且冬阳气伏藏于水土之下，如非常泄精，阳气已竭，则春令从何而得，万化俱失所矣。在人则饮食劳役，汗下时出，诸病遂生。

予所以谆谆如此者，盖亦欲人知所慎也。

忽肥忽瘦论

《黄帝针经》云：寒热少气，血上下行。夫气虚不能②寒，血虚不能热，血气俱虚，不能寒热。而胃虚不能上行，则肺气无所养，故少气；卫气既虚，不能寒也。下行乘肾肝助火为毒，则阴分气衰血亏，故寒热少气。血上下行者，足阳明胃之

①自上段"如不能食"至"内无所受"，据《东垣十书》补。
②能：通"耐"。

脉衰，则冲脉并阳明之脉，上行于阳分，逆行七十二度，脉之火大旺，逆阳明脉中，血上行，其血冲满于上；若火时退伏于下，则血下行，故言血上下行，俗谓之忽肥忽瘦者是也。经曰：热伤气。又曰：壮火食气。故脾胃虚而火胜，则必少气，不能卫护皮毛，通贯上焦之气而短少也。阴分血亏，阳分气削，阴阳之分，周身血气俱少，不能寒热，故言寒热也。《灵枢经》云：上焦开发，宣五谷味，熏肤充身泽毛，若雾露之溉，此则胃气平而上行也。

天地阴阳生杀之理在升降浮沉之间论

《阴阳应象论》云：天以阳生阴长，地以阳杀阴藏。然岁以春为首，正，正也；寅，引也。少阳之气始于泉下，引阴升而在天地人之上，即天之分，百谷草木皆甲坼①于此时也。至立夏少阴之火炽于太虚，则草木盛茂，垂枝布叶。乃阳之用，阴之体，此所谓天以阳生阴长。经言"岁半以前，天气主之"，在乎升浮也。至秋而太阴之运，初自天而下逐，阴降而彻地，则金振燥令，风厉霜飞，品物咸殒，其枝独存，若乎毫毛。至冬则少阴之气复伏于泉下，水冰地坼，万类周密。阴之用，阳之体也，此所谓"地以阳杀阴藏"。经言"岁半以后，地气主之"，在乎降沉也。至于春气温和，夏气暑热，秋气清凉，冬气冷冽，此则正气之序也。故曰：履端于始，序则不愆。升已而降，降已而升，如环无端，运化万物，其实一气也。

---

①甲坼（chè）：草木发芽时种子外皮裂开。

设或阴阳错综，胜复之变，自此而起。万物之中，人一也，呼吸升降，效象天地，准绳阴阳。盖胃为水谷之海，饮食入胃，而精气先输脾归肺，上行春夏之令，以滋养周身，乃"清气为天"者也；升已而下输膀胱，行秋冬之令，为传化糟粕，转味而出，乃"浊阴为地"者也。若夫顺四时之气，起居有时，以避寒暑，饮食有节，及不暴喜怒，以颐神志，常欲四时均平，而无偏胜则安。不然，损伤脾胃，真气下溜，或下泄而久不能升，是有秋冬而无春夏，乃生长之用陷于殒杀之气，而百病皆起；或久升而不降亦病焉。于此求之，则知履端之义矣。

阴阳寿夭论

《五常政大论》云：阴精所奉其人寿，阳精所降其人夭。夫阴精所奉者，上奉于阳，谓春夏生长之气也；阳精所降者，下降于阴，谓秋冬收藏之气也。且如地之伏阴，其精遇春而变动，升腾于上，即曰"生发"之气；升极而浮，即曰"蕃秀"之气，此六气右迁于天，乃天之清阳也。阳主生，故寿。天之元阳，其精遇秋而退，降坠于下，乃为收敛殒杀之气；降极而沉，是为闭藏之气，此五运左迁入地，乃地之浊阴也。阴主杀，故夭。"根于外者，名曰气立，气止则化绝。根于内者，名曰神机，神去则机息"①，皆不升而降也。地气者，人之脾胃也，脾主五脏之气，肾主五脏之精，皆上奉于天。二者俱主生化，以奉升浮，是知春生夏长，皆从胃中出也。故动止饮

①语出《素问·阴阳寿夭论》。

食，各得其所，必清必净，不令损胃之元气，下乘肾肝，及行秋冬殒杀之令，则亦合于天数耳。

五脏之气交变论

《五脏别论》云：五气入鼻，藏于心肺。《难经》云：肺主鼻，鼻和则知香臭。洁古云：视听明而清凉，香臭辨而温暖。此内受天之气，而外利于九窍也。夫三焦之窍开于喉，出于鼻。鼻乃肺之窍，此体也；其闻香臭者，用也。心主五臭，舍于鼻。盖九窍之用，皆禀长生为近。心，长生于酉，酉者肺，故知臭为心之所用，而闻香臭也。耳者，上通天气，肾之窍也，乃肾之体，而为肺之用，盖肺长生于子，子乃肾之舍而肺居其中，而能听音声也。一说，声者天之阳，音者天之阴。在地为五律，在人为喉之窍，在口乃三焦之用。肺与心合而为言出于口也，此口心之窍开于舌为体，三焦于肺为用，又不可不知也。肝之窍通于目，离为火，能耀光而见物，故分别五色也，肝为之舍。肾主五精，鼻藏气于心肺，故曰主百脉而行阳道。经云：脱气者目盲，脱精者耳聋，心肺有病，而鼻为之不利。[①] 此明耳、目、口、鼻为清气所奉于天，而心劳胃损则受邪也。

---

① 语出《素问·五藏别论》。

阴阳升降论

《易》曰：两仪生四象。乃天地气交，八卦是也。在人则清浊之气皆从脾胃出，荣气荣养周身，乃水谷之气味化之也。

"清阳为天"（积阳成天，"地气上为云，天气下为雨"。水谷之精气也，气海也，七神也，元气也，父也）。清中清者，清肺以助天真，"清阳出上窍"（耳、目、鼻、口之七窍是也）。清中浊者，荣华腠理，"清阳发腠理"（毛窍也），"清阳实四肢"（真气充实四肢）。

"浊阴为地"（积阴成地。"云出天气，雨出地气"。五谷五味之精，是五味之化也。血荣也，维持神明也，血之将会也，母也）。浊中清者，荣养于神（降至中脘而为血，故曰心主血，心藏神）。"浊阴出下窍"（前阴膀胱之窍也），浊中浊者，坚强骨髓。"浊阴走五脏"（散于五脏之血也，养血脉，润皮肤、肌肉、筋者是也，血生肉者此也），"浊阴归六腑"（谓"毛脉合精，经气归于腑"者是也）。

天气清静光明者也，藏德不止，故不下也。天明则日月不明，邪害空窍，阳气者闭塞，地气者冒明。云雾不精，则上应白露不下；交通不表，万物命故不施，不施则名木多死。恶气不发，风雨不节，白露不下，则菀不荣；贼风数至，豪雨数起，天地四时不相保，与道相失，则未央绝灭。唯圣人从之，故身无苛病，万物不失，生气不竭。[1]

此说人之不避大寒伤形，大热伤气，四时节候更改之异

---

[1]此段语出《素问·阴阳应象大论》。

气，及饮食失节，妄作劳役，心生好恶，皆令元气不行，气化为火，乃失生夭折之由耳。

调理脾胃治验
治法用药若不明升降浮沉差互反损论

予病脾胃久衰，视听半失，此阴盛乘阳，加之气短，精神不足，此由弦脉令虚，多言之过，皆阳气衰弱，不得舒伸，伏匿于阴中耳。癸卯岁六七月间，淫雨阴寒，逾月不止，时人多病泄利，"湿多成五泄"故也。

一日，予体重、肢节疼痛，大便泄并下者三，而小便闭塞。思其治法，按《内经·标本论》：大小便不利，无问标本，先利大小便。又云：在下者，引而竭之，亦是先利小便也。又云：诸泄利，小便不利，先分别之。又云：治湿不利小便，非其治也。皆当利其小便，必用淡味渗泄之剂以利之，是其法也。噫！圣人之法，虽布在方册，其不尽者，可以求责耳。今客邪寒湿之淫，从外而入里，以暴加之，若从以上法度，用淡渗之剂以除之，病虽即已，是降之又降，是复益其阴，而重竭其阳气矣，是阳气愈削，而精神愈短矣，是阴重强而阳重衰矣，反助其邪之谓也。故必用升阳风药即瘥，以：

羌活　独活　柴胡　升麻各一钱　防风根截半钱　炙甘草根截半钱

同㕮咀，水四中盏，煎至一盏，去渣，稍热服。

大法云：湿寒之胜，助风以平之。又曰：下者举之，得阳气升腾而去矣。又法云：客者除之，是因曲而为之直也。夫圣人之法，可以类推，举一而知百病者，若不达升降浮沉之理，而一概施治，其愈者幸也。

戊申六月初，枢判白文举年六十二，素有脾胃虚损病，目疾时作，身面目睛俱黄，小便或黄或白，大便不调，饮食减少，气短上气，怠惰嗜卧，四肢不收。至六月中，目疾复作，医以泻肝散下数行，而前疾增剧。予谓大黄、牵牛，虽除湿热，而不能走经络，下咽不入肝经，先入胃中。大黄苦寒，重虚其胃；牵牛其味至辛，能泻气，重虚肺本，嗽大作，盖标实不去，本虚愈甚。加之适当暑雨之际，素有黄证之人，所以增剧也。此当于脾胃肺之本脏，泻外经中之湿热，制清神益气汤主之而愈。

清神益气汤

茯苓　升麻（以上各二分）　　泽泻　苍术　防风（以上各三分）　生姜（五分）

此药能走经，除湿热而不守，故不泻本脏，补肺与脾胃本中气之虚弱。

青皮（一分）　橘皮　生甘草　白芍药

此药皆能守本而不走经。不走经者，不滋经络中邪；守者，能补脏之元气。

黄柏（一分）　麦门冬　人参（以上各二分）　　五味子（三分）

此药去时令浮热湿蒸。

上件如麻豆大。都作一服，水二盏，煎至一盏，去渣，稍热，空心服。

火炽之极，金伏之际，而寒水绝体，于此时也。故急救之以生脉散，除其湿热，以恶其太甚。肺欲收，心苦缓，皆酸以收之。心火盛则甘以泻之，故人参之甘，佐以五味子之酸。

孙思邈云：夏月常服五味子，以补五脏气是也。麦门冬之微苦寒，能滋水之源于金之位，而清肃肺气，又能除火刑金之嗽，而敛其痰邪。复微加黄柏之苦寒，以为守位，滋水之流，以镇坠其浮气，而除两足之痿弱也。

范天骕之内，素有脾胃之证，时显烦躁，胸中不利，大便不通。初冬出外而晚归，为寒气怫郁，闷乱大作，火不得升故也。医疑有热，治以疏风丸，大便行而病不减。又疑药力小，复加七八十丸，下两行，前证仍不减，复添吐逆，食不能停，痰唾稠黏，涌出不止，眼黑头旋，恶心烦闷，气短促上喘无力，不欲言。心神颠倒，兀兀不止，目不敢开，如在风云中。头苦痛如裂，身重如山，四肢厥冷，不得安卧。余谓前证乃胃气已损，复下两次，则重虚其胃，而痰厥头痛作矣。制半夏白术天麻汤主之而愈。

半夏白术天麻汤

黄柏（二分）　干姜（三分）　天麻　苍术　白茯苓黄芪　泽泻　人参（以上各五分）　白术　炒曲（以上各一钱）　半夏（汤洗七次）　大麦芽面　橘皮（以上各一钱五分）

上件㕮咀。每服半两，水二盏，煎至一盏，去渣，带热服，食前。

此头痛苦甚，谓之足太阴痰厥头痛，非半夏不能疗。眼黑头旋，风虚内作，非天麻不能除。其苗为定风草，独不为风所动也。黄芪甘温，泻火补元气；人参甘温，泻火补中益气；二术俱苦甘温，除湿补中益气；泽、苓利小便导湿；橘皮苦温，益气调中升阳；曲消食，荡胃中滞气；大麦面宽中助胃气；干姜辛热，以涤中寒；黄柏苦大寒，酒洗以主冬天少火在泉发躁也。

戊申有一贫士，七月中病脾胃虚弱，气促憔悴，因与人参芍药汤。

人参芍药汤

麦门冬（二分）　当归身　人参（以上各三分）　炙甘草　白芍药　黄芪（以上各一钱）　五味子（五个）

上件㕮咀。分作二服，每服用水二盏，煎至一盏，去渣，稍热服。

既愈。继而冬居旷室，卧热炕，而吐血数次。予谓此人久虚弱，附脐有形，而有大热在内，上气不足，阳气外虚，当补表之阳气，泻里之虚热。冬居旷室，衣服复单薄，是重虚其阳。表有大寒，壅遏里热，火邪不得舒伸，故血出于口。因思仲景太阳伤寒一证，当以麻黄汤发汗，而不与之，遂成衄血，却与之立愈，与此甚同，因与麻黄人参芍药汤。

麻黄人参芍药汤

人参（益三焦元气不足而实其表也）　麦门冬（以上各三分）　桂枝（以补表虚）　当归身（和血养血，各五分）　麻黄（去其外寒）　炙甘草（补其脾）　白芍药　黄芪（以上各一钱）　五味子（二个，安其肺气）

上件㕮咀。都作一服，水三盏，煮麻黄一味，令沸，去沫，至二盏，入余药，同煎至一盏，去渣，热服，临卧。

升阳散火汤

治男子妇人四肢发热，肌热，筋痹热，骨髓中热，发困，热如燎，扪之烙手，此病多因血虚而得之。或胃虚过食冷物，抑遏阳气于脾土，火郁则发之。

生甘草（二钱）　防风（二钱五分）　炙甘草（三钱）
升麻　葛根　独活　白芍药　羌活　人参（以上各五钱）
柴胡（八钱）

上件㕮咀。每服秤半两，水三大盏，煎至一盏，去渣，稍热服。忌寒凉之物。

安胃汤

治因饮食汗出，日久心中虚，风虚邪令人半身不遂，见偏风痿痹之证。当先除其汗，慓悍之气，按而收之。

黄连（拣净，去须）　五味子（去子）　乌梅（去核）
生甘草（以上各五分）　熟甘草（三分）　升麻梢（二分）

上㕮咀。分作二服，每服水二盏，煎至一盏，去渣，温服，食远。忌湿面、酒、五辛、大料物之类。

清胃散

治因服补胃热药，而致上下牙痛不可忍，牵引头脑满热，发大痛，此足阳明别络入脑也。喜寒恶热，此阳明经中热盛而作也。

真生地黄　当归身（以上各三分）　牡丹皮（半钱）
黄连（拣净，六分，如黄连不好，更加二分；如夏月倍之。
大抵黄连临时，增减无定）　升麻（一钱）

上为细末，都作一服，水一盏半，煎至七分，去渣，放冷
服之。

清阳汤

治口㖞，颊腮急紧，胃中火盛，必汗不止而小便数也。

红花　酒黄柏　桂枝（以上各一分）　生甘草　苏木
（以上各五分）　炙甘草（一钱）　葛根（一钱五分）　当
归身　升麻　黄芪（以上各二钱）

上件㕮咀。都作一服，酒三大盏，煎至一盏二分，去渣，
稍热服，食前。服讫，以火熨摩紧结处而愈。夫口㖞筋急者，
是筋脉血络中大寒，此药以代燔针劫刺，破血以去其凝结，内
则泄冲脉之火炽。

胃风汤

治虚风证，能食，麻木，牙关急搐，目内蠕瞤，胃中有
风，独面肿。

蔓荆子（一分）　干生姜（二分）　草豆蔻　黄柏　羌
活　柴胡　藁本（以上各三分）　麻黄（五分，不去节）
当归身　苍术　葛根（以上各一钱）　香白芷（一钱二分）
炙甘草（一钱五分）　升麻（二钱）　枣（四枚）

上件锉如麻豆大。分二服，每服水二盏，煎至一盏，去
渣，热服，食后。

阳明病湿胜自汗论

或曰：湿之与汗，阴乎阳乎？曰：西南坤土也。脾胃也，人之汗，犹天地之雨也。阴滋其湿，则为雾露为雨也。阴湿寒，下行之地气也。汗多则亡阳，阳去则阴胜也，甚为寒中。

湿胜则音声如从瓮中出，湿若中水也。相家有说，土音如居深瓮中，言其壅也，远也，不出也，其为湿审矣。又知此二者，一为阴寒也。《内经》曰：气虚则外寒，虽见热中，蒸蒸为汗，终传大寒。知始为热中，表虚亡阳，不任外寒，终传寒中，多成痹寒矣。色以候天，脉以候地。形者，乃候地之阴阳也，故以脉气候之，皆有形无形可见者也。

调卫汤

治湿胜自汗，补卫气虚弱，表虚不任外寒。

苏木　红花（以上各一分）　猪苓（二分）　麦门冬（三分）　生地黄（三分）　半夏（汤洗七次）　生黄芩　生甘草　当归梢（以上各五分）　羌活（七分）　麻黄根　黄芪（以上各一钱）　五味子（七枚）

上㕮咀，如麻豆大。作一服，水二盏，煎至一盏，去渣，稍热服。中风证必自汗，汗多不得重发汗，故禁麻黄而用根节也。

湿热成痿肺金受邪论

六七月之间，湿令大行，子能令母实而热旺，湿热相合，而刑庚大肠，故寒凉以救之。燥金受湿热之邪，绝寒水生化之源，源绝则肾亏，痿厥之病大作，腰以下痿软瘫，不能动，行走不正，两足欹侧。以清燥汤主之。

清燥汤

黄连（去须）　酒黄柏　柴胡（以上各一分）　麦门冬
当归身　生地黄　炙甘草　猪苓　曲（以上各二分）　人参
白茯苓　升麻（以上各三分）　橘皮　白术　泽泻（以上各
五分）　苍术（一钱）　黄芪（一钱五分）　五味子（九
枚）

上㕮咀，如麻豆大。每服半两，水二盏半，煎至一盏，去
渣，稍热，空心服。

助阳和血补气汤

治眼发后上热壅，白睛红，多眵泪，无疼痛而瘾涩难开。
此服苦寒药太过，而真气不能通九窍也，故眼昏花不明，宜助
阳和血补气。

香白芷（二分）　蔓荆子（三分）　炙甘草　当归身
（酒洗）　柴胡（以上各五分）　升麻　防风（以上各七分）
黄芪（一钱）

上㕮咀，都作一服。水一盏半，煎至一盏，去渣，热服，临卧。避风处睡，忌风寒及食冷物。

升阳汤

治大便一日三四次，溏而不多，有时泄泻，腹中鸣，小便黄。

柴胡　益智仁　当归身　橘皮（以上各三分）　升麻（六分）　甘草（二钱）　黄芪（三钱）　红花（少许）

上㕮咀。分作二服，每服二大盏，煎至一盏，去渣，稍热服。

升阳除湿汤

治脾胃虚弱，不思饮食，肠鸣腹痛，泄泻无度，小便黄，四肢困弱。

甘草　大麦芽面（如胃寒腹鸣者加）　陈皮　猪苓（以上各三分）　泽泻　益智仁　半夏　防风　神曲　升麻　柴胡　羌活（以上各五分）　苍术（一钱）

上㕮咀。作一服，水三大盏，生姜三片，枣二枚，同煎至一盏，去渣，空心服。

益胃汤

治头闷，劳动则微痛，不喜饮食，四肢怠惰，躁热短气，口不知味，肠鸣，大便微溏黄色，身体昏闷，口干不喜食冷。

黄芪　甘草　半夏（以上各二分）　黄芩　柴胡　人参

益智仁　白术（以上各三分）　　当归梢　陈皮　升麻（以上各五分）　　苍术（一钱五分）

上㕮咀。作一服，水二大盏，煎至一盏，去渣，稍热服，食前。忌饮食失节，生冷、硬物、酒、湿面。

生姜和中汤

治食不下，口干虚渴，四肢困倦。

生甘草　炙甘草（以上各一分）　　酒黄芩　柴胡　橘皮（以上各二分）　　升麻（三分）　人参　葛根　藁本　白术（以上各五分）　　羌活（七分）　　苍术（一钱）　　生黄芩（二钱）

上㕮咀，作一服。水二盏，生姜五片，枣二枚，劈开，同煎至一盏，去渣，稍热服之，食前。

强胃汤

治因饮食劳役所伤，腹胁满闷短气，遇春口淡无味，遇夏虽热而恶寒，常如饱，不喜食冷物。

黄柏　甘草（以上各五分）　　升麻　柴胡　当归身　陈皮（以上各一钱）　　生姜　曲（以上各一钱五分）　　草豆蔻（二钱）　　半夏　人参（以上各三钱）　　黄芪（一两）

上㕮咀。每服三钱，水二大盏，煎至一盏，去渣，温服，食前。

温胃汤

专治服寒药多，致脾胃虚弱，胃脘痛。

人参　甘草　益智仁　缩砂仁　厚朴（以上各二分）
白豆蔻　干生姜　泽泻　姜黄（以上各三分）　黄芪　陈皮
（以上各七分）

上件为极细末，每服三钱。水一盏，煎至半盏，温服，
食前。

和中丸

人参　干生姜　橘红（以上各一钱）　干木瓜（二钱）
炙甘草（三钱）

上为细末，汤浸蒸饼为丸。不进饮食，如梧桐子大，每服
三五十丸，温水送下，食前服。

藿香安胃散

治脾胃虚弱，不进饮食，呕吐不待腐熟。

藿香　丁香　人参（以上各二钱五分）　橘红（五钱）

上件四味为细末，每服二钱。水一大盏，生姜一片，同煎
至七分，和渣冷服，食前。

异功散

治脾胃虚冷，腹鸣，腹痛，自利，不思饮食。

人参　茯苓　白术　甘草　橘皮（以上各五分）

上为粗散，每服五钱。水二大盏，生姜三片，枣二枚，同
煎至一盏，去渣，温服，食前。先用数服，以正其气。

饮食伤脾论

《四十九难》曰：饮食劳倦则伤脾。又云：饮食自倍，肠胃乃伤①。肠澼为痔②。夫脾者，行胃津液，磨胃中之谷，主五味也。胃既伤，则饮食不化，口不知味，四肢倦困，心腹痞满，兀兀欲吐而恶食，或为飧泄，或为肠澼，此胃伤脾亦伤明矣。大抵伤饮伤食，其治不同。伤饮者，无形之气也。宜发汗，利小便，以导其湿。伤食者，有形之物也。轻则消化，或损其谷，此最为妙也，重则方可吐下。今立数方，区分类析，以列于后。

五苓散

治烦渴饮水过多，或水入即吐，心中淡淡，停湿在内，小便不利。

桂（一两）　茯苓　猪苓　白术（以上各一两五钱）
泽泻（二两五钱）

上为细末，每服二钱。热汤调服，不拘时候，服讫，多饮热汤，有汗出即愈。如瘀热在里，身发黄疸，浓煎茵陈汤调下，食前服之。如疸发渴，及中暑引饮，亦可用水调服。

---

①语出《素问·痹论》。
②语出《素问·生气通天论》。

论饮酒过伤

夫酒者，大热有毒，气味俱阳，乃无形之物也。若伤之，止当发散，汗出则愈矣；其次莫如利小便，二者乃上下分消其湿。今之酒病者，往往服酒癥丸①，大热之药下之，又有用牵牛、大黄下之者，是无形元气受病，反下有形阴血，乖误甚矣！酒性大热，以伤元气，而复重泻之，况亦损肾水，真阴及有形阴血俱为不足，如此则阴血愈虚，真水愈弱，阳毒之热大旺，反增其阴火，是以元气消耗折人长命；不然，则虚损之病成矣。酒疸下之，久久为黑疸。慎不可犯。以葛花解酲汤主之。

葛花解酲汤

治饮酒太过，呕吐痰逆，心神烦乱，胸膈痞塞，手足战摇，饮食减少，小便不利。

莲花青皮（去穰，三分）　木香（五分）　橘皮（去白）　人参（去芦）　猪苓（去黑皮）　白茯苓（以上各一钱五分）　神曲（炒黄色）　泽泻　干生姜　白术（以上各二钱）　白豆蔻仁　葛花　砂仁（以上各五钱）

以上为极细末，秤，和匀。每服三钱匕，白汤调下。但得微汗，酒病去矣。此盖不得已而用之，岂可恃赖日日饮酒，此

①酒癥丸：当指宋《太平惠民和剂局方》酒癥丸，组成有雄黄、巴豆、蝎梢等。

方气味辛辣，偶因酒病服之，则不损元气，何者？敌酒病也。

枳术丸

治痞，消食，强胃。

枳实（麸炒黄色，去穰，一两）　白术（二两）

上同为极细末，荷叶裹烧饭为丸，如梧桐子大。每服五十丸，多用白汤下，无时。白术者，本意不取其食速化，但令人胃气强，不复伤也。

橘皮枳术丸

治老幼元气虚弱，饮食不消，脏腑不调，心下痞闷。

枳实（麸炒，去穰）　橘皮（以上各一两）　白术（二两）

上件为细末，荷叶烧饭为丸，如梧桐子大。每服五十丸，温水送下，食远。

夫内伤用药之大法，所贵服之强人胃气，令胃气益厚，虽猛食、多食、重食而不伤，此能用食药者也。此药久久益胃气，令不复致伤也。

半夏枳术丸

治因冷食内伤。

半夏（汤洗七次，焙干）　枳实（麸炒黄色）　白术（以上各二两）

上同为极细末，荷叶裹烧饭为丸，如梧桐子大。每服五十丸，添服不妨，无定法。如热汤浸蒸饼为丸亦可。

如食伤，寒热不调，每服加上二黄丸①十丸，白汤下。更作一方，加泽泻一两为丸，有小便淋者用。

木香干姜枳术丸

破除寒滞气，消寒饮食。

木香（三钱）　干姜（五钱，炮）　枳实（一两，炒）白术（一两五钱）

上为极细末，荷叶烧饭为丸，如梧桐子大。每服三五十丸，温水送下，食前。

木香人参生姜枳术丸

开胃进食。

干生姜（二钱五分）　木香（三钱）　人参（三钱五分）　陈皮（四钱）　枳实（一两，炒黄）　白术（一两五钱）

上为细末，荷叶烧饭为丸，如梧桐子大。每服三五十丸，温水送下，食前。忌饱食。

和中丸

治病久虚弱，厌厌不能食，而脏腑或秘或溏，此胃气虚弱也。常服则和中理气，消痰去湿，厚肠胃，进饮食。

①二黄丸：《济生拔萃》作三黄丸。

木香（二钱五分）　枳实（麸炒）　炙甘草（以上各三钱五分）　槟榔（四钱五分）　陈皮（去白，八钱）　半夏（汤洗七次）　厚朴（姜制，以上各一两）　白术（一两二钱）

上为细末，生姜自然汁浸，蒸饼为丸，如梧桐子大。每服三五十丸，温水送下，食前或食远。

交泰丸

升阳气，泻阴火，调营气，进饮食，助精神，宽腹中，除怠惰嗜卧，四肢不收，沉困懒倦。

干姜（炮制，三分）　巴豆霜（五分）　人参（去芦）肉桂（去皮，以上各一钱）　柴胡（去苗）　小椒（炒去汗并闭目，去子）　白术（以上各一钱五分）　厚朴（去皮，锉，炒，秋冬加七钱）　酒煮苦楝　白茯苓　砂仁（以上各三钱）　川乌头（炮，去皮脐，四钱五分）　知母（四钱，一半炒，一半酒炒。此一味，春夏所宜，秋冬去之）　吴茱萸（汤洗七次，五钱）　黄连（去须，秋冬减一钱五分）皂角（水洗，煨，去皮弦）　紫菀（去苗，以上各六钱）

上除巴豆霜另入外，同为极细末，炼蜜为丸，如梧桐子大。每服十丸，温水送下，量虚实加减。

三棱消积丸

治伤生冷硬物，不能消化，心腹满闷。

丁皮　益智（以上各三钱）　巴豆（炒，和粳，米炒焦黑去米）　茴香（炒）　陈皮　青橘皮（以上各五钱）　京

三棱（炮）　广术（炮）　炒曲（以上各七钱）

上件为细末，醋打面糊为丸，如梧桐子大。每服十丸至二十丸，温生姜汤送下，食前。量虚实加减。得更衣，止后服。

备急丸

治心腹百病，卒痛如锥刺，及胀满不快，气急并治之。

锦纹川大黄（为末）　干姜（炮，为末）　巴豆（先去皮膜心，研如泥霜，出油用霜）

上件三味等分，同一处研匀，炼蜜成剂，臼内杵千百下，丸如大豌豆大。夜卧温水下一丸；如气实者，加一丸。如卒病，不计时候服。妇人有孕不可服。如所伤饮食在胸膈间，兀兀欲吐，反复闷乱，以物探吐去之。

神保丸

治心膈痛，腹痛，血痛，肾气痛，胁下痛，大便不通，气噎，宿食不消。

木香　胡椒（以上各二钱五分）　巴豆（十枚，去皮油心膜，研）　干蝎（七枚）

上件四味，为末，汤浸蒸饼为丸麻子大，朱砂三钱为衣。每服五丸。如心膈痛，柿蒂、灯心汤下；如腹痛，柿蒂、煨姜煎汤下；如血痛，炒姜醋汤下；如肾气痛、胁下痛，茴香酒下；如大便不通，蜜调槟榔末一钱下；如气噎，木香汤下；如宿食不消，茶酒浆饮任下。

雄黄圣饼子

治一切酒食所伤，心腹满不快。

雄黄（五钱）　巴豆（一百个，去油心膜）　白面（十两，重罗过）

上件三味内除白面八九两，余药同为细末，共面和匀，用新水和作饼子如手大，以浆水煮，煮至浮于水上，漉出，控，旋看硬软，捣作剂，丸如梧桐子大，捻作饼子。每服五七饼子。加至十饼、十五饼，嚼破一饼，利一行，二饼利二行，茶酒任下，食前。

蠲饮枳实丸

逐饮消痰，导滞清膈。

枳实（麸炒，去穰）　半夏（汤洗）　陈皮（去白，以上各二两）　黑牵牛（八两，内取头末，三两）

上为细末，水煮面糊为丸，如梧桐子大。每服五十丸，食后生姜汤下。

感应丸

治虚中积冷，气弱有伤，停积胃脘，不能传化；或因气伤冷，因饥饱食，饮酒过多，心下坚满，两胁胀痛，心腹大疼，霍乱吐泻，大便频，后重迟涩，久痢赤白，脓血相杂，米谷不消，愈而复发。又治中酒，呕吐痰逆，恶心喜唾，头旋，胸膈痞闷，四肢倦怠，不欲饮食。又治妊娠伤冷，新产有伤。若久有积寒，吃热药不效者，并悉治之。又治久病形羸，荏苒①岁月，渐致虚弱，面黄肌瘦，饮食或进或退，大便或秘或泄，不拘久新积冷，并皆治之。

干姜（炮制，一两）　南木香（去芦）　丁香（以上各一两五钱）　百草霜（二两）　肉豆蔻（去皮，三十个）巴豆（去皮心膜油，研，七十个）　杏仁（一百四十个，汤浸去皮尖，研膏）

上七味，除巴豆粉、百草霜、杏仁三味，余四味捣为细末，却与三味同拌，研令细，用好蜡匮和。先将蜡六两溶化作汁，以重绵滤去渣，更以好酒一升，于银、石器内煮蜡溶，滚数沸，倾出，候酒冷，其蜡自浮于上，取蜡秤用丸。春夏修合，用清油一两，于铫②内熬令沫散香熟，次下酒煮蜡四两，同化作汁，就锅内乘热拌和前项药末。秋冬修合，用清油一两五钱，同煎煮熟，作汁，和匮药末成剂，分作小铤子，以油单纸裹之，旋丸服耳。

神应丸

治因一切冷物、冷水及潼乳③、酪水所伤，腹痛肠鸣，米谷不化。

丁香　木香（以上各二钱）　巴豆　杏仁　百草霜　干姜（以上各五钱）　黄蜡（二钱）

①荏苒：时间不知不觉中过去。
②铫（diào）：煎药或烧水用的器具。
③潼乳：李东垣《医学发明》："北方之人，常食潼乳，又饮之无节。且潼乳之为物，其形质则水也，酒醴亦然。"可参考。

上先将黄蜡用好醋煮去渣秽，将巴豆、杏仁同炒黑烟尽，研如泥；余四味为细末将黄蜡再上火。春夏入小油五钱，秋冬入小油八钱，溶开，入在杏仁、巴豆泥子内同搅，旋下丁香、木香等药末，研匀，搓作铤子，油纸裹了，旋丸用。如芥子大，每服三五十丸，温米饮送下，食前，日三服。

白术安胃散

治一切泻痢，无问脓血相杂，里急窘痛，日夜无度。又治男子小肠气痛，及妇人脐下虚冷，并产后儿枕块痛①；亦治产后虚弱，寒热不止者。

五味子　乌梅（取肉炒干，以上各五钱）　车前子　茯苓　白术（以上各一两）　米谷（三两，去顶蒂穰，醋煮一宿，炒干）

上为末，每服五钱。水一盏半，煎至一盏，去渣，空心温服。

圣饼子

治泻痢赤白，脐腹撮痛，久不愈者。

黄丹（二钱）　定粉　舶上硫黄　陀僧（以上各三钱）轻粉（少许）

上细锉为末，入白面四钱匕，滴水和如指尖大，捻作饼子，阴干。食前温浆水磨服之，大便黑色为效。

---

①儿枕块痛：《女科撮要》："产后小腹作痛，俗名儿枕块。"

当归和血散

治肠澼下血，湿毒下血。

川芎（四分）　青皮　槐花　荆芥穗　熟地黄　白术（以上各六分）　当归身　升麻（以上各一钱）

上件为细末。每服二三钱，清米饮汤调下，食前。

诃梨勒丸

治休息痢，昼夜无度，腥臭不可近，脐腹撮痛，诸药不效。

诃子（五钱，去核称）　椿根白皮（一两）　母丁香（三十个）

上为细末，醋面糊丸，如梧桐子大。每服五十丸，陈米饭汤入醋少许送下。五更，三日三服效①。

脾胃损在调饮食适寒温

《十四难》曰：损其脾者，调其饮食，适其寒温。又云：夫脾、胃、大肠、小肠、三焦、膀胱，仓廪之本，营之所居，名曰器，能化糟粕，转味而出入者也②。若饮食，热无灼灼，

---

①五更，三日三服效：《济生拔萃》作"日三"。
②语出《素问·六节藏象论》，有出入。

寒无怆怆，寒温中适，故气将持，乃不致邪僻①。或饮食失节，寒温不适，所生之病，或溏泄无度，或心下痞闷，腹胁䐜胀，口失滋味，四肢困倦，皆伤于脾胃所致而然也。肠胃为市，无物不受，无物不入，若风、寒、暑、湿、燥，一气偏胜，亦能伤脾损胃，观证用药者，宜详审焉。

①语出《灵枢·师传》，有出入。

脾胃
（右关所主，其脉缓）
如得

弦脉

风邪所伤。甘草芍药汤、黄芪建中汤之类。或甘酸之剂，皆可用之。

洪脉

热邪所伤。三黄丸、泻黄散、调胃承气汤。或甘寒之剂，皆可用之。

缓脉

本经太过，湿邪所伤。平胃散加白术、茯苓、五苓散。或除湿渗淡之剂，皆可用之。

涩脉

燥热所伤。异功散加当归，四君子汤加熟地黄。或甘温甘润之剂，皆可用之。

沉细脉

寒邪所伤。益黄散、养胃丸、理中丸、理中汤，如寒甚加附子。甘热之剂，皆可用之。

胃风汤

治大人小儿，风冷乘虚，入客肠胃，水谷不化，泄泻注下，腹胁虚满，肠鸣疠痛；及胃肠湿毒，下如豆汁，或下瘀血，日夜无度，并宜服之。

人参（去芦）　白茯苓（去皮）　芎䓖　桂（去粗皮）
当归（去苗）　白芍药　白术（以上各等分）

上为粗散，每服二钱。以水一大盏，入粟米数百余粒，同煎至七分，去渣，稍热服，空心，食前。小儿量力减之。

三黄丸

治丈夫、妇人三焦积热。上焦有热，攻冲眼目赤肿，头项肿痛，口舌生疮；中焦有热，心膈烦躁，不美饮食；下焦有热，小便赤涩，大便秘结。五脏俱热，即生痈、疮、痍①。及治五般痔疾，肛门肿痛，或下鲜血。

黄连（去芦）　黄芩（去芦）　大黄（以上各一两）

上为细末，炼蜜为丸，如梧桐子大。每服三十丸，用熟水吞下；如脏腑壅实，加服丸数。小儿积热，亦②宜服之。

白术散

治虚热而渴。

人参（去芦）　白术　木香　白茯苓（去皮）　藿香叶（去土）　甘草（炒。以上各一两）　干葛（二两）

上件为粗末，每服三钱至五钱。水一盏，煎至五分，温服。如饮水者，多煎与之，无时如不能食而渴，洁古先师倍加

---

① 痍（yí）：创伤。
② 亦：底本无，据《济生拔萃》补。

葛根；如能食而渴，白虎汤加人参服之。

加减平胃散

治脾胃不和，不思饮食，心腹胁肋，胀满刺痛，口苦无味，胸满气短，呕哕恶心，噫气吞酸，面色萎黄，肌体瘦弱，怠惰嗜卧，体重节痛，常多自利，或发霍乱，及五噎、八痞、膈气、反胃。

甘草（锉，炒，二两）　厚朴（去粗皮，姜制炒香）陈皮（去白。以上各三两二钱）　苍术（去粗皮，米泔浸，五两）

上为细末，每服二钱。水一盏，入生姜三片、干枣二枚，同煎至七分，去渣，温服。或去姜、枣，带热服，空心、食前。入盐一捻，沸汤点服亦得。常服调气暖胃，化宿食，消痰饮，辟风寒冷湿、四时非节之气。

如小便赤涩，加白茯苓、泽泻；如米谷不化，食饮多伤，加枳实；如胸中气不快，心下痞气，加枳壳、木香；如脾胃困弱，不思饮食，加黄芪、人参；如心下痞闷，腹胀者，加厚朴、甘草减半；如遇夏，则加炒黄芩；如遇雨水湿润时，加茯苓、泽泻；如遇有痰涎，加半夏、陈皮。凡加时，除苍术、厚朴外，依例加之，如一服五钱，有痰加半夏五分；如嗽，饮食减少，脉弦细，加当归、黄芪；如脉洪大缓，加黄芩、黄连；如大便硬，加大黄三钱、芒硝二钱，先嚼麸炒桃仁烂，以药送下。

散滞气汤

治因忧气结，中脘腹皮底微痛，心下痞满，不思饮食，虽食不散，常常有痞气。

当归身（二分）　陈皮（三分）　柴胡（四分）　炙甘草（一钱）　半夏（一钱五分）　生姜（五片）　红花（少许）

上件锉如麻豆大，都作一服。水二盏，煎至一盏，去渣，稍热服，食前。忌湿面、酒。

通幽汤

治幽门不通，上冲，吸门不开，噎塞，气不得上下，治在幽门闭，大便难。此脾胃初受热中，多有此证，名之曰下脘不通。

桃仁泥　红花（以上各一分）　生地黄　熟地黄（以上各五分）　当归身　炙甘草　升麻（以上各一钱）

上㕮咀，都作一服。水二大盏，煎至一盏，去渣，稍热服之，食前。

润肠丸

治饮食劳倦，大便秘涩，或干燥，闭塞不通，全不思食，及风结、血秘，皆能闭塞也。润燥和血疏风，自然通利也。

大黄（去皮）　当归梢　羌活（以上各五钱）　桃仁（汤浸，去皮尖，一两）　麻子仁（去皮取仁，一两二钱五分）

上除桃仁、麻仁另研如泥外，捣罗为细末，炼蜜为丸，如梧桐子大。每服五十丸，空心用白汤送下。

导气除燥汤

治饮食劳倦，而小便闭塞不通，乃血涩致气不通而窍涩也。

滑石（炒黄）　茯苓（去皮，以上各二钱）　知母（细锉，酒洗）　泽泻（以上各三钱）　黄柏（去皮，四钱，酒洗）

上㕮咀。每服半两，水二盏，煎至一盏，去渣，稍热服，空心。如急，不拘时候。

丁香茱萸汤

治胃虚呕哕吐逆，膈咽不通。

干生姜　黄柏（以上各二分）　丁香　炙甘草　柴胡　橘皮　半夏（以上各五分）　升麻（七分）　吴茱萸　草豆蔻　黄芪　人参（以上各一钱）　当归身（一钱五分）　苍术（二钱）

上件锉如麻豆大，每服半两。水二盏，煎至一盏，去渣，稍热服，食前。忌冷物。

草豆蔻丸

治脾胃虚而心火乘之，不能滋荣上焦元气，遇冬肾与膀胱之寒水旺时，子能令母实，致肺金大肠相辅而来克心乘脾胃，此大复其仇也。经云"大胜必大复"，故皮毛血脉分肉之间，元气已绝于外，又大寒大燥二气并乘之，则苦恶风寒，耳鸣，及腰背相引胸中而痛，鼻息不通，不闻香臭，额寒脑痛，目时眩，目不欲开。腹中为寒水反乘，痰唾沃沫，食入反出，腹中常痛，及心胃痛，胁下急缩，有时而痛，腹不能努，大便多泻而少秘，下气不绝，或肠鸣，此脾胃虚之极也。胸中气乱，心烦不安，而为霍乱之渐。膈咽不通，噎塞，极则有声，喘喝闭塞。或日阳中，或暖房内稍缓，口吸风寒则复作。四肢厥逆，身体沉重，不能转侧，头不可以回顾，小便溲而时躁。此药主秋冬寒凉大复气之药也。

泽泻（一分，小便数减半）　柴胡（二分或四分，须详胁痛多少用）　神曲　姜黄（以上各四分）当归身　生甘草熟甘草　青皮（以上各六分）　桃仁（汤洗，去皮尖，七分）白僵蚕　吴茱萸（汤洗去苦烈味，焙干）　益智仁　黄芪陈皮　人参（以上各八分）　半夏（一钱，汤洗七次）　草豆蔻仁（一钱四分，面裹烧，面熟为度，去皮用仁）　麦芽面（炒黄，一钱五分）

上件一十八味，同为细末，桃仁另研如泥，再同细末一处研匀，汤浸蒸饼为丸，如梧桐子大。每服三五十丸，熟白汤送下，旋斟酌多少。

神圣复气汤

治复气乘冬，足太阳寒气，足少阴肾水之旺。子能令母实，手太阴肺实，反来侮土，火木受邪。腰背胸膈闭塞，疼痛，善嚏，口中涎，目中泣，鼻中流浊涕不止，或如瘜肉，不闻香臭，咳嗽痰沫，上热如火，下寒如冰。头作阵痛，目中流火，视物䀮䀮，耳鸣耳聋，头并口鼻，或恶风寒，喜日阳，夜卧不安，常觉痰塞，膈咽不通，口失味，两胁缩急而痛，牙齿动摇，不能嚼物，阴汗出，前阴冷，行步欹侧，起居艰难，掌中寒，风痹麻木，小便数而昼多夜频，而欠，气短喘喝，少气不足以息，卒遗失无度。妇人白带，阴户中大痛，牵心而痛，鬶黑失色；男子控睾牵心腹，阴阴而痛，面如赭色，食少，大小便不调，烦心霍乱，逆气里急而腹，皮色白，后出余气，腹不能努，或肠鸣，膝下筋急，肩胛大痛，此皆寒水来复，火土之杂也。

黑附子（炮裹，去皮脐）　干姜（炮，为末，以上各三分）　防风（锉如豆大）　郁李仁（汤浸去皮尖，另研如泥）人参（以上各五分）　当归身（酒洗，六分）　半夏（汤泡七次）　升麻（锉，以上各七分）　甘草（锉）　藁本（以上各八分）　柴胡（锉如豆大）　羌活（锉如豆大，以上各一钱）　白葵花（五朵，去心细剪入）

上件药都一服，水五盏，煎至二盏。入：橘皮（五分）草豆蔻仁（面裹烧熟，去皮）　黄芪（以上各一钱）

上件入在内，再煎至一盏，再入下项药：生地黄（二分酒洗）　黄柏（酒浸）　黄连（酒浸）　枳壳（以上各三分）

以上四味，预一日另用新水浸。

又以：细辛（二分）　川芎（细末）　蔓荆子（以上各三分）

预一日用新水半大盏，分作二处浸。此三味并黄柏等煎正药作一大盏，不去渣，入此浸者药，再上火煎至一大盏，去渣，稍热服，空心。

又能治咬颊、咬唇、咬舌，舌根强硬等证，如神。忌肉汤，宜食肉，不助经络中火邪也。大抵肾并膀胱经中有寒，元气不足者，皆宜服之。

脾胃将理法

白粥、粳米、绿豆、小豆、盐豉之类，皆淡渗利小便，且小便数不可更利，况大泻阳气，反行阴道。切禁湿面，如食之觉快，勿禁。

药中不可服泽泻、猪苓、茯苓、灯心、琥珀、通草、木通、滑石之类，皆行阴道，而泻阳道也。如渴，如小便不利，或闭塞不通则服，得利勿再服。

忌大咸，助火邪而泻肾水真阴；及大辛味，蒜、韭、五辣、醋、大料物、官桂、干姜之类，皆伤元气。

若服升沉之药，先一日将理，次日腹空服，服毕更宜将理十日；先三日尤甚，不然则反害也。

夫诸病四时用药之法，不问所病，或温或凉，或热或寒，如春时有疾，于所用药内加清凉风药；夏月有疾，加大寒之药；秋月有疾，加温气药；冬月有疾，加大热之药，是不绝生化之源也。钱仲阳①医小儿，深得此理。《内经》"必先岁气，毋伐天和，是为至治"，又曰"无违时，无伐化"，又曰"无伐生生之气"，皆此常道也。用药之法，若反其常道，而变生异证，则当从权施治。假令病患饮酒，或过食寒，或过食热，皆可以增病。如此，则以权衡应变治之。权变之药，岂可常用乎。

①钱仲阳：宋代名医钱乙，字仲阳。

摄养

　　忌浴当风。汗当风，须以手摩汗孔合，方许见风，必无中风中寒之疾。

　　遇卒风暴寒，衣服不能御者，则宜争努周身之气以当之，气弱不能御者病。

　　如衣薄而气短，则添衣，于无风处居止；气尚短，则以沸汤一碗熏其口鼻，即不短也。

　　如久居高屋，或天寒阴湿所遏，令气短者，亦如前法熏之。

　　如居周密小室，或大热而处寒凉气短，则出就风日。

　　凡气短，皆宜食滋味汤饮，令胃调和。

　　或大热能食而渴，喜寒饮，当从权以饮之，然不可耽嗜。如冬寒喜热物，亦依时暂食。

　　夜不安寝，衾厚热壅故也，当急去之，仍拭汗；或薄而不安，即加之，睡自稳也。饥而睡不安，则宜少食；饱而睡不安，则少行坐。

　　遇天气更改，风寒阴晦，宜预避之。

　　大抵宜温暖，避风寒，省语，少劳役为上。

远欲

　　名与身孰亲，身与货孰多？以隋侯之珠，弹千仞之雀，世必笑之①，何取之轻而弃之重耶！残躯六十有五，耳目半失于视听，百脉沸腾而烦心，身如众派漂流，瞑目则魂如浪去。神气衰于前日，饮食减于囊时，但应人事，病皆弥甚。以己之所有，岂止隋侯之珠哉！安于淡薄，少思寡欲，省语以养气，不妄作劳以养形，虚心以维神，寿夭得失，安之于数。得丧既轻，血气自然谐和，邪无所容，病安增剧？苟能持此，亦庶几于道，可谓得其真趣矣。

---

①典出《庄子·让王》：今且有人于此，以隋侯之珠，弹千仞之雀，世必笑之。是何也？则其所用者重，而所要者轻也。

省言箴

　　气乃神之祖，精乃气之子。气者，精神之根蒂也。大矣哉！积气以成精，积精以全神，必清必静，御之以道，可以为天人矣。有道者能之，予何人哉，切宜省言而已。

后 序

　　黄帝著《内经》，其忧天下后世，可谓厚且至矣。秦越人述《难经》以证之。伤寒为病最大，仲景广而论之，为万世法。至于内伤脾胃之病，诸书虽有其说，略而未详，我东垣先生，作《内外伤辨》①《脾胃论》以补之。先生尝阅《内经》所论，四时皆以养胃气为本，宗气之道，纳谷为宝。盖饮食入胃，游溢精气，上输于脾，脾气散精，上归于肺，冲和百脉，颐养神明，利关节，通九窍，滋志意者也。或因饮食失节，起居不时，妄作劳役，及喜怒悲愉，伤胃之元气，使营运之气减削，不能输精皮毛经络，故诸邪乘虚而入，则痰动于体，而成痼疾，致真气弥然而内消也。病之所起，初受热中，心火乘脾，末传寒中，肾水反来侮土，乃立初中末三治，及君臣佐使之制，经禁病禁时禁之则，使学者知此病，用此药，因心会通，溯流得源，远溯轩岐，吻合无间。善乎！鲁齐先生之言曰：东垣先生之学，医之王道也！观此书则可见矣。

　　　　　　　　　　　　至元丙子三月上巳日门生罗天益谨序

---

①《内外伤辨》：即《内外伤辨惑论》。